KB144432

만성 질환, 면역력으로 맞선다!

먹거리로
높이는
자연치유력

BM 성안당

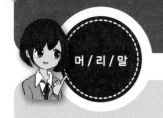

우리 몸은 상처가 나거나 감기에 걸리면 저절로 치유되는데, 이것을 자연치유력이라고 합니다. 이것은 원래 우리 신체에 갖추어져 스스로 살아가도록 프로그래밍되어 있는 능력, 즉 자연치유력만이 해낼 수 있는 일입니다.

신체가 질병에서 회복하는 데 '100'이라는 파워가 필요하다면, 자연치유력은 '90', 병원 치료와 약은 '10'이라고 할 수 있습니다. 이 비율이 정확하지는 않지만, 질병에서 회복하는 데는 자연치유력이 주된 수단이며, 치료와 약은 보조 수단이라는 사실에는 변함이 없습니다. 그러나 많은 의사와 환자가 치유하는 데 치료와 약이 주된 수단이며, 자연치유력은 보조 수단이라는 잘못된 사고방식에 젖어 있습니다.

레이저수술, 내시경수술, 인공심폐기 등 첨단 의료기기, 생체 내의 특정한 분자의 역할을 촉진하거나 억제하는 분자표약제 등으로 대표되는 현대의학에서, 첨단 의료기기의 진보가 너무나도 빠른 탓에 의사들의 기술 습득이 따라가지 못하는 실정입니다. 분자표약제를 능숙하게 사용하려면 고도의 전문지식이 요구되지만, 많은 의사가 이 훈련을 받지 않았습니다. 그래서 현대의학에서 의료사고가 끊이지 않는 것입니다.

미국 의학회조차 현대의학으로 미국에서 매년 약 10만 명의 사망자가 발생한다는 사실을 인정하고 있습니다. 자연치유력을 향상시키려고 현대의학에서 대체의학으로 옮겨가는 현상이 시작되고 있습니다. 대체의학은 현대의 서양의학 이외의 의학과 치료를 말하는데, 한방, 침구, 지압, 아로마테라피, 보조영양제와 허브요법 등이 포함됩니다.

예를 들어, 미국 국가보험국의 2007년 조사에 따르면, 미국 성인의 38퍼센트가 1년 동안 대체의학 치료를 하여 8300만 명이 34조 원(한화 기준)을 대체의학 치료에 지불했다고 합니다.

또 많은 의과대학이 교육 커리큘럼에 대체의학 치료 과정을 포함시키고 있습니다. 지금이야말로 질병에서 회복하는 데 주된 수단인 자연치유력에 눈을 돌릴 때입니다.

이 자연치유력을 형성하는 것은 뇌, 면역계통, 내분비계통입니다. 이 3각형 균형이 잘 유지될 때, 강력한 자연치유력이 발휘됩니다.

그러나 스트레스가 너무 지나치면, 이 3각형은 균형을 잃게 됩니다. 그러면 그 한 각을 차지하고 있는 면역계통의 역할이 약해져 쉽게 질병에 걸리게 됩니다. 질병의 80퍼센트는 스트레스가 원인입니다. 그래서 스트레스에 잘 대처해 나가는 방법이 요구됩니다.

책에서는 이렇게 인간에게 갖춰진 자연치유력 시스템, 즉 이런 능력을 지탱하는 뇌, 면역계통, 내분비계통의 역할, 이런 요소들을 위협하는 스트레스의 정체와 그 대처법, 자연치유력을 향상시키는 구체적인 방법을 설명했습니다.

필자는 현대의학을 부정하거나 불필요하다고 주장하는 것은 아닙니다. 현대의학은 구급의료에 없어서는 안 되는 필수제도입니다. 하지만 구급의료는 의료 전체에서 10퍼센트에도 미치지 못합니다.

대체의학과 현대의학은 신체의 자연치유력을 극대화하는 데 상호 보완적인 역할을 해야 합니다. 유전자 DNA 고리가 하나가 아니라 2개이듯이, 인간사회에서도 남자와 여자가 서로 보완적으로 살아가고 있듯이, 대체의학과 현대의학도 질병예방과 자연치유에서 좋은 파트너가 되어야 한다고 생각합니다.

이런 사실을 염두에 두고 책을 읽는다면, 자연치유력 시스템의 중요성을 이해할 수 있을 것입니다. 책이 여러분의 질병과 건강에 관한 지식을 넓힐 수 있다면, 더욱 건강하게 생활하는 데 도움이 될 수 있다면, 필자로서는 이 이상 기쁜 일은 없습니다.

책을 집필하는 데 유익한 정보를 제공해 준 많은 분과 이해하기 쉽게 만화를 그려 주신 관계자분께도 깊이 감사 드립니다.

2014년 8월 이쿠타 사토시

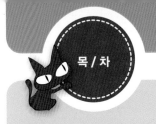

제3장 스트레스와 자연치유력의 관계

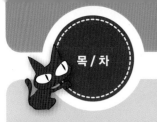

제6장 자연치유력을 향상시키는 일상생활

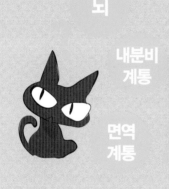
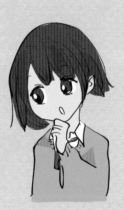

뇌

내분비
계통

면역
계통

제 1 장
심리상태가 질병을
좌우한다

사람과 동물에게는 질병과 상처를 원래의 건강한 상태로 회복하는 능력, 즉 자연
치유력이 있다. 이 능력을 어떻게 작용하느냐에 따라 질병의 치유방법이 달라진
다. 제1장에서는 자연치유력이란 무엇인지 설명한다.

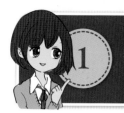

1 끊어진 아킬레스건이 이어졌다

야생동물은 상처를 입었을 때 상처자국을 혀로 핥는 것만으로도 치유가 된다. 수술을 하거나 약을 바르거나 붕대를 감거나 하는 일도 없다. 상처가 저절로 치유된다. 도마뱀은 꼬리가 잘려도 또 새로운 꼬리가 생겨나고, 도롱뇽은 다리가 잘려도 또 자라난다. 하등동물에게 있는 재생능력은 참으로 신비롭다.

사람으로 대표되는 고등동물에게는 하등동물처럼 절단된 손발이 다시 생겨나는 재생능력은 없어도 출혈이 멎거나 상처자국이 아물거나 살이 차올라 원래의 상태로 회복하는 재생능력은 있다.

이처럼 <u>동물과 사람이 질병과 상처에서 저절로 원래의 건강한 상태로 회복되는 능력</u>을 **자연치유력(自然治癒力)**이라고 한다. 자연치유력(단순하게 '치유력'이라고도 함)이 사람들에게도 있다는 사실은 상처가 스스로 아물었을 때 실감할 수 있다. 나의 쓰라린 경험을 소개하고자 한다.

몇 년 전, 나는 운동 중 갑자기 바닥 위로 푹 쓰러졌다. 왼발을 움직일 수 없었기 때문에 오른발로만 깡충깡충 뛰어 겨우 의자에 걸터앉았다. 운동화와 양말을 벗으니 왼발이 퉁퉁 부어올라 있었다.

쓰러지기 직전 마치 누군가가 왼발 정강이 뒤쪽을 강하게 걷어찬 것처럼 느껴졌다. 물론 나를 걷어찬 사람은 아무도 없었다. 하지만 왼발의 발가락을 내 의지대로 움직일 수 있었기 때문에 아킬레스건이 끊어졌다고는 생각하지 않았다. 마침 그날은 망년회가 있어 저녁때 왼발을 질질 끌면서 참석했다. 친구들과 실컷 떠들며 놀아 즐거웠던 탓인지 더 이상 왼발에 통증은 느껴지지 않았다.

사고가 발생한 지 4일 후 왼발의 부기는 약간 빠졌지만 통증은 여전했다. 걷기

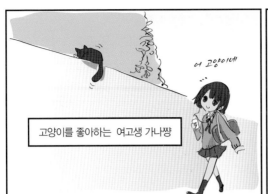

고양이를 좋아하는 여고생 가나짱

어 고양이네

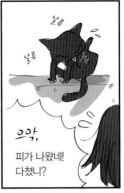

날름
날름

으악,
피가 나왔네!
다쳤니?

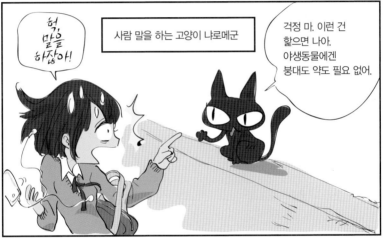

헉
말을
하잖아!

사람 말을 하는 고양이 냐로메군

걱정 마. 이런 건
핥으면 나아.
야생동물에겐
붕대도 약도 필요 없어.

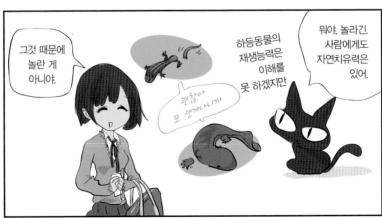

그것 때문에
놀란 게
아니야.

하등동물의
재생능력은
이해를
못 하겠지만

괜찮아
또 생겼나니까

뭐야, 놀라긴.
사람에게도
자연치유력은
있어.

에는 약간 무리라서 택시를 타고 가까운 접골원으로 갔다. 재빨리 왼발을 진찰한 원장 선생님은 아킬레스건 부분이 새끼손가락 1개 정도 깊이로 함몰되었다는 것을 발견했다. 그는 먼저 좋지 않은 소식이라고 운을 뗀 후 "아킬레스건이 부분적으로 끊어지면서 찢어졌습니다."라고 말했다.

원장 선생님은 나에게 두 가지 선택사항을 제시했다. 외과에서 수술하여 아킬레스건을 끊어 버리고 새로 잇느냐, 아니면 끊지 말고 이대로 다리를 고정시켜 끊어진 아킬레스건이 저절로 이어지기를 기다리느냐?

'끊어지지 않은 아킬레스건 부분을 일부러 끊어 버린 후 다시 잇는다'는 발상이 아무래도 납득이 가지 않아 수술이 아닌 접골원에서 하는 자연치유의 방법을 선택했다. 발끝을 약간 늘어뜨린 형태를 취하자 아킬레스건의 끊어진 부분이 서로 가까워졌다. 그 형태 그대로 고정을 시키고 집으로 돌아왔다.

접골원 원장 선생님이 두 차례 왕진을 와서 고정시킨 부분을 벗기고 왼발을 마사지했다. 함몰된 곳이 조금씩 회복되더니 왼발을 고정시킨 지 약 3개월 후에 함몰 부분은 완전히 사라졌다.

드디어 끊어진 아킬레스건이 이어진 것이다. 고정한 것을 벗기고, 목발 없이 자유롭게 걸을 수 있게 되었을 때의 기쁨은 말로 표현할 수 없다.

끊어진 아킬레스건(腱)과 건(腱)은 어떻게 하여 이어진 것일까? 먼저 끊어진 아킬레스건에 있는 결합조직에서는 실처럼 가늘고 튼튼한 단백질인 콜라겐을 만든다. 이것이 다른 한편의 건에 착 달라붙어 접착제 역할을 하여 건과 건을 이어준 것이다. 이렇게 다친 왼발의 아킬레스건이 저절로 치유되어 나는 다시 걸을 수 있게 되었다.

나는 이 사건에서 세 가지 교훈을 배웠다. 첫 번째는 아킬레스건이 조금만 끊어져도 걸을 수 없다는 사실, 두 번째는 즐겁게 웃으며 이야기를 나눌 때는 통증을 느끼지 못했다는 사실, 세 번째는 끊어진 아킬레스건을 잇는 자연치유력이 신체에 원래 갖춰져 있다는 사실이다.

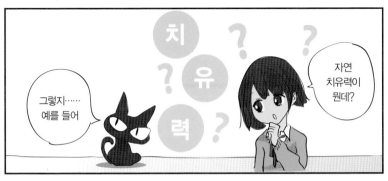

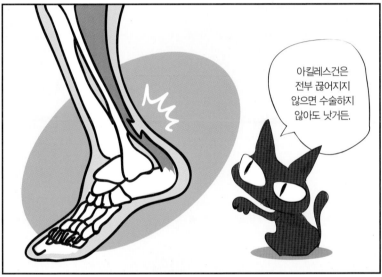

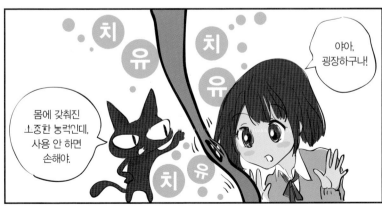

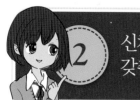

2 신체에는 자연치유력이 갖춰져 있다

끊어진 아킬레스건이 저절로 이어진 사실에서 분명한 점은 자연치유력은 신체 외부가 아닌 신체 내부에서 솟아나는 생명의 샘과도 같다는 것이다.

뜻하지 않은 상처, 골절, 염좌, 출혈 등 부상으로 신체는 균형을 잃지만, 이것을 원래 상태로 회복시키는 능력인 **자연치유력(自然治癒力)** 때문에 다시 균형을 찾는다. 자연치유력은 '생존능력', '생명력', '저항력'으로 바꿔 표현할 수 있다. 그러므로 질병에서 빨리 회복되는 사람은 '생존능력(생명력, 저항력)'이 강한 사람이라고 할 수 있다.

자연치유력에는 상처자국을 아물게 하고, 골절된 뼈와 뼈를 잇고, 피부의 파열된 곳을 원래대로 회복시키는 복구(復舊)능력, 출혈을 멎게 하는 **자기재생(自己再生)** 기능, 신체 외부에서 침입해 들어오는 바이러스와 세균으로 대표되는 미균(黴菌)과 신체 내부에서 발생하는 암세포를 물리치는 **자기방위(自己防衛)** 기능이 있다. 이 자기방위 기능의 주된 수단이 면역계통인 것이다.

그럼, 면역계통은 어디에 존재하는가? 신체의 특정한 기관에만 있는 것이 아니라, 질병에서 신체를 보호하려고 전신에 골고루 분포되어 있다.

대표적인 미균으로는 음식과 함께 체내로 들어오는 식중독균, 감기의 원인이 되는 감기바이러스 등이 있다. 암세포는 정상세포가 변형하여 생긴 것으로, 신체 내부에서 끊임없이 생성된다. 어느 학설에 따르면, 신체에서는 하루 약 5000개의 암세포가 생겨난다고 한다.

식중독에 걸려 설사를 하거나 감기에 걸려 고열로 땀을 흘리며 고생을 해도 결국에는 치유된다. 또 매일매일 암세포가 생겨난다고 해서 모두가 암에 걸려 쓰러지는 것은 아니다. 그것은 면역계통이 미균과 암세포를 격퇴시켜 주고 있기 때문이다. 면역계통은 신체를 보호하는 군대라고 생각하면 된다.

신체가 자연치유력을 발휘할 때 가장 커다란 역할을 하는 것이 혈액이다. 혈액 성분은 많은 질병을 치유하는 강력한 물질을 만들어 이 물질이 전신을 분주하게 순찰하게 한다. 이렇게 발휘된 자연치유력이 질병을 치유하는 것이다. 즉, 자연치유력의 원천은 바로 혈액이다.

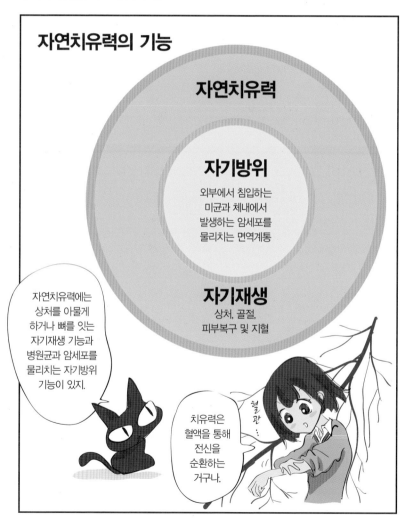

자연치유력의 기능

자연치유력

자기방위
외부에서 침입하는 미균과 체내에서 발생하는 암세포를 물리치는 면역계통

자기재생
상처, 골절, 피부복구 및 지혈

자연치유력에는 상처를 아물게 하거나 뼈를 잇는 자기재생 기능과 병원균과 암세포를 물리치는 자기방위 기능이 있지.

치유력은 혈액을 통해 전신을 순환하는 거구나.

혈관…

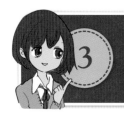

3 혈액은 자연치유력의 원천이다

인류는 수천 년 전부터 혈액을 생명력의 원천으로 여겨 왔다. 고대인들은 혈액을 생명에 없어서는 안 되는 매우 귀중하고 특별한 존재로 존중했다. 그 결과 모든 고대의 종교는 피를 신성시했다.

그중에서도 특히 유대교는 '피는 생명이므로 먹어서는 안 된다'고 성경에서 반복하여 언급한다. 성경에는 인간의 생명과 동일하게 동물의 생명도 하느님께 속한 것이므로 인간이 그것을 자기 것으로 여겨 함부로 다루어서는 안 된다고 밝히고 있다. 오늘날에도 이 율법을 지키는 유대교인들은 피가 묻은 고기를 절대 먹지 않는다.

혈액을 자연치유력의 원천으로 여기는 그 증거를 살펴보고자 한다. 부엌에서 식칼을 잘못 다루어 손가락에 가벼운 상처를 내어 출혈했다고 하자. 하지만 불과 몇 분 사이에 피는 멎고, 혈병(血餠=굳어진 피 딱지)이 생긴다. 며칠이 지나면 혈병이 떨어져 나가고, 그곳에 새로운 살이 차올라 상처자국은 흔적도 없이 사라진다. 풍부한 혈액 때문에 상처가 완전히 치유된 것이다.

이와는 대조적인 것이 중증의 당뇨병 환자다. 당뇨병이 악화되면 전신의 모세혈관이 막혀 모세혈관 끝 부분에는 혈액이 공급되지 않는다. 따라서 발끝에 혈액이 공급되지 않아 그 부분의 조직이 괴사(壞死)하는 것이다.

또 발에 약간의 상처만 생겨도 치유가 대단히 더디며, 상처자국이 좀처럼 아물지 않는다. 그러는 사이 상처가 난 곳으로 미균이 침입한다. 괴사한 곳은 미균이 있어 면역계통의 공격에서 도피하기 아주 좋은 은신처다. 그곳을 근거지로 삼아 미균은 번식한다. 이윽고 괴저(壞疽)가 생기고, 최악의 경우 발을 절단해야 한다.

우리는 상처가 치유된 경우와 당뇨병 탓에 치유되지 않은 경우를 흔히 보았다. 어느 쪽이나 자연치유력의 원천은 혈액임을 분명하게 보여 준다. <u>자연치유력을 최대한으로 발휘하게 하려면, 영양이 충분한 혈액을 전신의 구석구석에까지 공급해야 한다.</u> 혈액순환이 잘 되는 것이 왜 건강에 가장 중요한지 그 이유가 바로 여기에 있다.

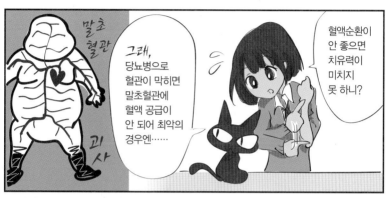

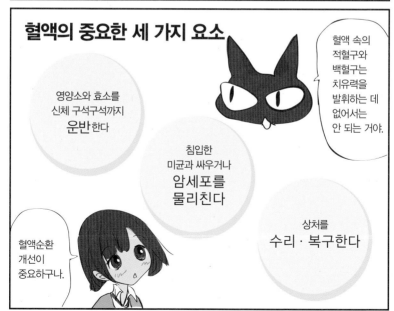

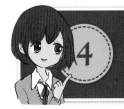

4 자연치유력은 심리상태가 좌우한다

우리 신체의 자연치유력은 훌륭하게 작용하고 있지만, 그 시스템은 아직도 밝혀지지 않은 점이 많다. 그 수수께끼를 푸는 실마리를 살펴보자.

🐾 감기가 든 유미 씨 사례

유미 씨는 감기가 낫지 않아 자주 가는 병원을 찾아갔다. 그곳의 의사는 감기는 바이러스 질병이라 항생물질이 효과가 없다는 것을 잘 알고 있었다. 하지만 약간 조바심이 있는 성격의 유미 씨는 감기가 악화될 조짐이 보이지 않음에도 혹시나 감기가 폐렴을 일으킬까 봐 의사에게 항생물질을 처방해 달라고 부탁했다.

의사는 효과가 있다는 **항생물질(抗生物質)**을 처방했다. 하지만 사실 의사가 처방한 것은 항생물질이 아니라, 그것과 겉모양이 아주 흡사한 설탕으로 만든 가짜 약이었다. 약의 유효성분이 들어 있지 않은 이 설탕 덩어리는 약리학적인 효과가 전혀 없다. 그러나 가짜 항생물질을 복용한 유미 씨는 하룻밤 지나 감기 증상이 말끔히 사라졌다.

🐾 영양보조제를 섭취한 영희 씨 사례

약초요법을 절대적으로 신뢰하고 있는 영희 씨는 인기가 있다는 유기(有機)영양 보조식품을 건강식품 전문점에서 구입했다. 이 유기영양 보조식품이 몸에 좋은 효과를 발휘한다는 과학적인 근거가 없음에도 복용한 지 몇 주일이 지나자, 그녀는 이전보다 훨씬 건강해졌음을 실감했다.

🐾 암에 걸린 철수 씨 사례

암에 걸린 철수 씨는 수술과 거기에 수반되는 화학요법을 받았다. 신체에 내재되어 있는 자연치유력을 굳게 신뢰한 그는 매일매일 하루도 빠짐없이 명상을 실천했다. 그리고 무슨 일에나 긍정적인 감정으로 사물을 대하며, 이전에 자신을 화나게 한 모든 사람을 용서하기로 결심했다.

그리고 그는 암에 걸린 것은 운이 나빠서지 결코 자기 탓이 아님을 이해하고, 자책(自責)하는 것을 중단했다. 그랬더니 기분이 완전히 좋아지고, 인생을 즐길 수 있는 마음의 여유도 생겼다. 그는 수술 후 여러 해가 지난 지금까지도 건강하게 생활하고 있다.

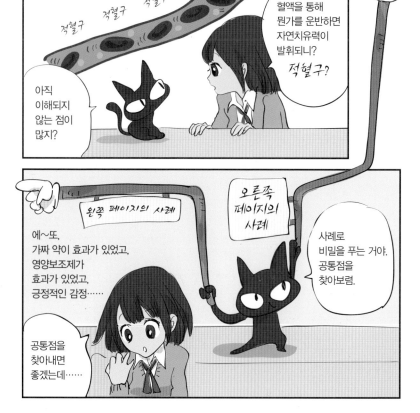

앞서 소개한 유미 씨, 영희 씨, 철수 씨 3명의 사례에서 그들의 공통점을 발견했는가?

어떤 독자는 '공통점이 하나도 없다'고 말할지도 모른다. 그러나 나는 육체의 치유를 촉진하려고 하는 적극적인 마음, 질병에 도전하는 정신, 회복된다는 희망이 3명의 공통점이라는 사실을 지적하고 싶다.

그들의 경우처럼 설탕 덩어리를 복용한 환자의 상태가 현저하게 개선되었거나 암이 명상으로 치유되었다는 것은 과학으로는 설명할 수 없다. 이런 환자의 상태를 '**플라세보 반응(placebo 反應)**'이라고 한다.

환자의 증상이 과학적으로 설명할 수 없을 정도로 극적으로 개선된다는 플라세보 반응은 신체가 우리를 둘러싼 환경에서 특별한 메시지(또는 신호)를 받았을 때 발생한다.

그럼, 이런 메시지에 따라 신체에 무슨 일이 발생하고 있는 것일까? 지금까지 연구로 밝혀진 사실을 한마디로 표현하자면, 플라세보 반응은 신체에 존재하는 '특별한 약국'을 활성화함으로써 발생한다는 점이다.

즉, 신체에는 온갖 질병을 치유할 수 있는 강력한 물질과 우리를 더욱 건강하고 활기차게 하는 많은 물질을 만드는 능력이 갖춰져 있다. '특별한 약국'이 활성화되면 신체 내에서 이런 물질이 만들어지며, 자연치유력이 활성화된다는 것이다.

'특별한 약국'의 활성화에는 시간이 걸린다. 주변 환경에서 메시지가 뇌에 들어와 그것이 뇌 속에서 가공되고 알람시계 역할을 하여 '특별한 약국'을 활성화시키는 것이다.

앞서 언급한 3명은 심리상태를 적극적이고, 질병에 대한 도전 정신과 회복에 대한 희망을 가지는 방향으로 바꿈으로써 신체에 갖춰져 있는 '특별한 약국'을 활성화시켰다. 그럼으로써 자연치유력을 월등하게 작용하도록 하여 스스로 질병을 치유한 것이다.

심리상태는 뇌의 작용으로 발생한 것이므로, 뇌와 면역계통이 밀접하게 관련되어 있다는 점은 부정할 수 없다. 하지만 현대의학이 이런 사실을 인식한 것은 최근이다.

　다음 만화로 뇌와 면역계통이 밀접히 관련되어 있다는 점이 밝혀진 경위를 되돌아보자.

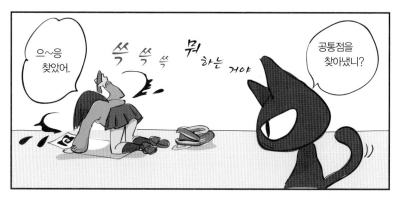

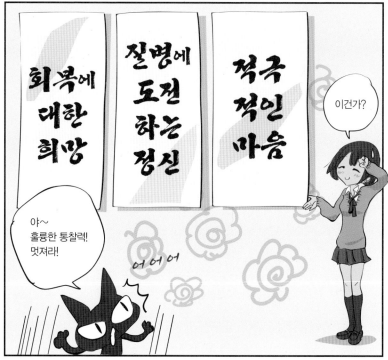

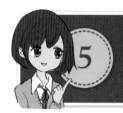

5 의학과 종교는 뿌리가 같다

인간이 살아가고 있는 한 마음과 몸은 함께 존재한다. 그러므로 인간의 건강과 질병을 다룰 때 마음과 몸을 분리하여 따로따로 고려하는 것은 비과학적이다. 모든 질병에는 정신적인 요소와 신체적인 요소가 공존한다는 것은 자명한 이치다.

그러니 마음과 몸을 따로따로 분리하여 고려하는 현대의학(서양의학)의 사고 방식은 누가 봐도 잘못되었다. 왜 전문가라는 사람들이 이런 단순한 진리를 잘못 판단한 것일까?

또 한 가지, 많은 사람이 잘못 이해하고 있는 점이 있다. 그것은 의학과 종교는 상반된 것이라는 생각이다. 의학은 과학적이고 합리적인 학문인 반면, 종교는 비과학적이고 비합리적이라고 여긴다. 하지만 의학의 전신인 의술과 종교는 사상적으로 완전히 동일한 뿌리며, 한 덩어리였다.

세계적인 정통파 종교는 우주의 궁극적인 실존대상을 완전무결하며, 거룩하다고 여긴다. 힌두교에서는 존재를 '브라만', 유대교에서는 '여호와', 기독교에서는 '하나님 또는 하느님', 이슬람교에서는 '알라'라고 한다. 이처럼 세계적인 종교에서는 궁극적인 실존 대상과 창조주를 '거룩함', '완전함', '화합'의 존재로 확신한다.

그렇다면 '거룩하신 신(神)'이 창조한 세계에 왜 '악(惡)'이 존재하는 것일까? 이것은 종교에서는 궁극적인 의문이다.

하지만 종교계에서 질병을 악의 일종으로 본다는 점은 분명하다. 즉, 고대의 종교에서는 거룩함의 상징이 건강이며, 악의 상징이 질병이라는 입장을 취한다.

따라서 질병을 치유하려면, 마음에 존재하는 악을 제거하지 않으면 안 된다는 결론에 이르게 된다. 지금으로부터 약 2000년 전, 유대에서는 예수라는 위대한 인물이 맹인의 눈을 뜨게 했고, 피부병과 중풍을 수없이 치유했다는 사실이 신약성경에 기록되어 있다. 예수는 먼저 환자의 마음에 존재하는 악을 제거한 후에 질병을 치유한 것이다.

그러므로 질병 치유라는 것은 사람의 마음속에서 악을 제거했다는 사실의 증명인 셈이다. 고대사회에서 마음의 악을 제거하는 종교가(宗教家), 의술가(醫術家), 마술가(魔術家), 신령치료사(神靈治療士)는 모두 동일 인물이었던 셈이다.

의학이 시작된 이후에도 심리상태가 육체의 질병에 크게 영향을 미친다는 사고방식은 수천 년 동안 강력하게 지지되어 왔다.

고대 그리스에서는 우울한 여성이 쾌활한 여성에 비해 암에 걸리기 쉽다는 점을 지적했고, 20세기 초에는 정신적인 스트레스가 결핵 증상을 악화시킨다는 사실을 밝혀냈다.

또 사람들과 임상 현장의 의사들은 환자의 심리상태가 질병회복을 빠르게 하거나 더디게 한다는 사실을 직접 목격했다. 심리상태와 질병에는 밀접한 관련이 있다. 이 사실을 20세기 치료에 활용해 보려는 사고방식이 생겨난 것은 당연하다. 하지만 이 분위기는 순식간에 바뀌게 되었다.

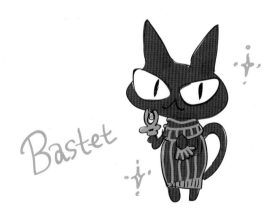

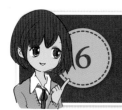

6 의학 연구가 진척되면서 생명의
전체 모습을 못 보게 되었다

변화의 계기는 1940년대에 페니실린과 스트렙토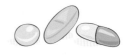
마이신 등 항생물질을 발견한 사건이다.

항생물질은 미생물로 만들기 때문에 사람에게
는 무해하지만, 미균을 죽이거나 증식을 방해한다. 미균만을 격퇴시키는 항생
물질은 마치 적군만을 골라서 집중 공격하여 격퇴시키는 전천후 고성능 폭격기
와 같다.

1930년대까지 일본에서 사망원인의 1위는 폐렴과 결핵 등 감염증이었는데, 항
생물질이 세상에 알려진 후 이런 감염증은 순식간에 자취를 감추었다. 항생물
질의 극적인 효과에 놀란 사람들은 '마술 같은 총알'이라고 하며 입에 침이 마르
도록 극찬했다.

감염증이 격감한 진정한 이유는 항생물질의 발명보다는 하수도 시설의 완비
와 위생환경의 개선 때문이다. 매스컴에서 항생물질의 효과를 과대선전한 것
이다.

그리하여 질병에서 새로운 가설이 생겨났다. 어떤 가설인가 하면, '감염증을 치
료하려면 외부에서 침입해 들어온 미균을 집중적으로 공격하여 체내에서 제거
하면 된다'는 것이다.

이것이 사실이라면, 면역계통도 고려할 필요 없이 해결되니까 너무나 단순하
다. 더욱이 이 목적에 부합한 항생물질이 페니실린과 스트렙토마이신 이후에도
계속 발견되어 왔다.

여러 가지 항생물질의 발견으로 의학자들은 사람의 심리상태를 질병 치유에서

분리시켰다. 그리고 뇌와 면역계통은 독립적으로 작용하고 있다는 잘못된 사고 방식을 갖고 연구를 진행하게 되었다. 신체를 마치 자동차 부품처럼 세분화하여 연구를 진행한 것이다. 신체를 세분화하여 연구를 진행함으로써 연구 효율이 향상되고, 많은 논문을 발표했다.

여기에 더욱 박차를 가한 것이 **생물학혁명(生物學革命)**이다. 이것은 1953년 왓슨과 클릭이 발견한 것으로, '생물 유전을 담당하는 유전자는 사실 **DNA(디옥시리보핵산)**라는 단순한 물질이다'는 것이다.

생물학혁명이 계기가 되어 생명현상을 유전자 중심으로 설명하는 새로운 학문인 분자생물학(分子生物學)이 탄생했다.

그때까지 생물학은 동물과 사람이라는 한 개체의 전체 행동을 관찰하는 거시적(巨視的=매크로)인 것이었다. 그런데 분자생물학으로 생물을 분자 차원에서 연구하는 미시적(微視的=미크로)인 것으로 바뀌게 되었다. 당연히 연구자들은 사람이라는 커다란 개체보다도 단세포생물인 세균, 이윽고 그보다도 더 작은 바이러스로 눈을 돌렸다.

분자 차원에서 생물학 연구를 진척하면서 유전자가 세포 내에서 어떻게 작용하여 단백질을 만드는지 등 상세한 시스템을 이해하게 되었다.

이렇게 세분화된 생물학 분야의 연구 속도는 비약적으로 빨라져 커다란 발전을 이룩했지만, 학문은 미크로화되고 세분화되어 결국은 생명체라는 전체 모습을 못 보게 되는 안타까운 현실에 이르렀다.

흔히 말하는 연구성과인 논문은 산더미처럼 많이 발표되었지만, 생물 특히 사람에 대한 이해는 거의 진척되지 않았다. 무엇을 위한 연구인가 하는 연구 목적이 사라진 것은 모순적이다.

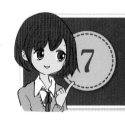

7 독립적으로 발전한 면역학

생명체라는 전체 모습 중에서 다른 연구 분야에서 독립했다고 잘못 이해하는 바람에 커다란 발전을 이룩한 학문이 있는데 **면역학(免疫學)**이 그것이다. **면역(免疫)**이란 생물이 살아가려고 자신을 질병에서 보호하는 시스템을 말한다. 사람을 나라에 비유한다면, 면역은 나라를 지키는 군대와 같은 존재다. 이 면역에 관한 학문이 면역학이다.

면역학은 1798년 영국의 에드워드 제너가 천연두 예방을 위해 종두(種痘)를 함으로써 탄생했다. 그 후 감염에서 회복된 동물은 두 번 다시 같은 질병에 걸리지 않는다는 사실을 발견한 프랑스의 루이 파스퇴르의 업적과 감염증은 미균이 일으킨다는 사실을 밝혀낸 독일의 로버트 코흐의 활약으로 비약적으로 발전했다.

이윽고 면역계통을 담당하는 B세포와 T세포 등 림프구(球)가 발견되었다. 이런 림프구가 서로 신호를 주고받으려고 거래를 하고 있다. 인터로이킨, 인터페론, 종양괴사인자 등 수십종의 물질이 발견되었다. 이 물질을 통틀어 사이토카인이라고 한다. **사이토카인**이란 세포와 세포의 커뮤니케이션을 돕는 물질을 말한다. 이리하여 면역계통이 미균을 격퇴시키는 시스템을 이해하게 되었다.

면역학이 비약적인 발전을 이룩한 것은 바람직한 일이다. 하지만 면역계통이 신체의 다른 계통에서 독립되어 있는 것처럼 잘못 이해되는 부작용도 생겨났다.

즉, 세계 의학계의 연구자(일류 연구자)들은 뇌와 면역계통의 커뮤니케이션이 질병에 대한 저항성은 물론, 질병의 진행 상황에 커다란 영향을 미친다는 사실을 간과했다.

20세기를 리드해 온 감염증 연구가 그 성공 때문에 사람의 심리상태가 신체의 질병과 밀접한 관련이 있다는 분명한 사실을 계속 거부해 왔던 것이다. 고대의학이 마음과 몸을 한 덩어리로 본 것에 비해, 현대의학이 마음과 몸을 따로따로 분리시켜 고려한 것은 모순적이다.

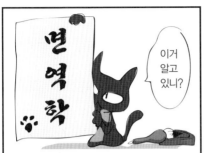

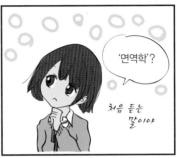

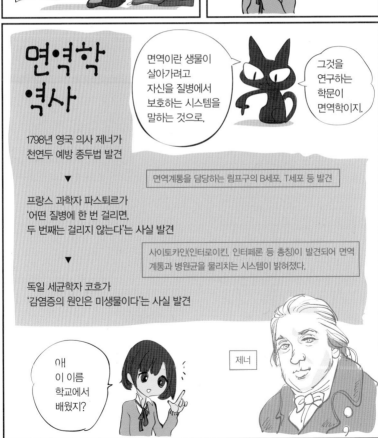

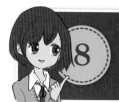

8 뇌, 면역계통, 내분비계통은 삼위일체다

그러나 1980년경부터는 이 비정상적인 분위기가 변화되기 시작했다. 이제는 세계의 일류학자들이 사람의 심리상태가 신체의 질병과 깊은 관련이 있다는 점을 인정하고 있다. 그뿐만 아니라, 뇌(신경계통)와 면역계통, 내분비계통의 세 가지 계통이 밀접히 관련되어 있다는 사실도 판명되었다. 이것을 편의상 **'삼위일체(三位一體)'**로 부른다.

즉, 신체에 이변이 발생하면 뇌는 신경전달물질(단순하게 '전달물질'이라고도 함)을 내보내 호르몬을 방출하는 내분비계통과 면역계통에 영향을 준다. 그러면 내분비계통은 호르몬을 방출하여 뇌와 면역계통에 영향을 준다. 그 영향을 받은 면역계통은 사이토카인을 방출하여 뇌와 내분비계통에 영향을 준다.

사실은 이렇다. 과거의 생명과학에 혁명을 일으켜 생명체 현상을 분자 차원에서 세분화하여 관찰해가는 분자생물학에서 발전한 기술과 도구를 활용해서 연구를 진행했다. 그랬더니 그때까지는 독립적으로 운영되고 있다고 생각한 뇌, 면역계통, 내분비계통이 사실은 상호 간에 밀접한 커뮤니케이션을 함으로써 생명을 유지하고 있었던 것이다.

면역계통에서 만든 사이토카인을 뇌에 전달함으로써 사람의 심리상태가 변화된다. 역설적으로 말하면, 뇌에서 만들어진 전달물질이 내분비계통에 작용하여 호르몬을 방출시킨다. 이것이 면역계통에 전달함으로써 면역계통의 강도(強度)가 바뀐다. 면역계통이 약해지면 신체의 방위력이 약해지고, 질병에도 쉽게 걸린다. 면역계통이 강력해지면 신체의 방위력이 증강되고, 질병에서 회복하거나 건강을 유지할 수 있다.

결국 면역계통의 강도는 사람들의 심리상태와 긴장의 정도에 따라 크게 좌우된다.

면역계통은 적혈구와 백혈구 등 세포로 구성되어 있는데, 면역계통과 자연치유력의 강도는 세포의 재료이자 효소를 작용하게 하는 에너지원인 영양소를 얼마큼 제공하는지에 따라서 현저하게 달라진다.

영양상태가 충분하지 않으면, 면역계통은 본래 갖춰진 실력보다 상당히 낮은 수준의 능력밖에 발휘할 수 없다.

또 영양만이 아니라 운동과 휴식이 불충분해도 면역계통은 제 실력을 충분히 발휘할 수 없다. 그러므로 심리상태, 운동, 휴식, 영양, 유머와 웃음은 건강에 없어서는 안 되는 대단히 중요한 요소다.

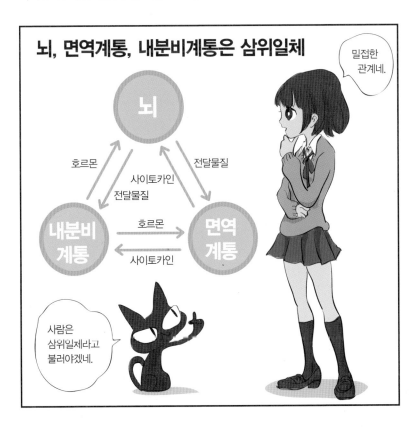

뇌, 면역계통, 내분비계통은 삼위일체

밀접한 관계네.

뇌

호르몬   사이토카인   전달물질
         전달물질

내분비   호르몬   면역
계통   사이토카인   계통

사람은 삼위일체라고 불러야겠네.

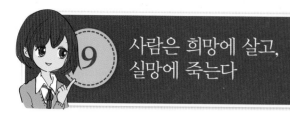

사람은 희망에 살고, 실망에 죽는다

어떤 특별한 환경 아래서는 자연치유력이 극도로 향상되어 환자는 일반적인 의학 상식으로는 설명할 수 없는 극적인 회복을 달성한다. 더구나 이런 일은 종종 발생한다.

책에서는 이것을 '**초치유력(超治癒力=슈퍼치유력)**'이라고 한다. 이 슈퍼치유력은 어떤 환경에서 특별한 신호를 받았을 때 뇌 속의 '특별한 약국'을 활성화함으로써 발생하며, 컨디션을 극적으로 개선시킨다. 이 슈퍼치유력은 플라세보 반응의 극단적인 예다.

슈퍼치유력의 가장 잘 알려진 사례를 한 가지 소개하고자 한다. 그것은 미국의 저명한 심리학자인 브루노 쿠로프파 박사가 1957년에 보고한 암환자의 증상 변화다. 브루노 쿠로프파 박사의 동료는 림프절에서 시작된 암이 전신으로 전이된 환자의 주치의였다. 본명보다 라이트 씨로 알려진 그는 악성 림프종에 걸려 의사가 손으로 만져서 알 수 있을 정도로 커다란 것이 전신에 생겨났다.

당시 한 의학 연구팀이 '클레비오젠'이라는 신약의 임상실험을 시작하고 있었다. 매스컴에서도 암을 치유하는 기적의 약이라며 야단법석을 떨고 있었다. 하지만 대다수 의사는 이 약의 효능을 믿지 않았다.

라이트 씨의 암이 너무나도 많이 진행되었기 때문에 의사들은 그의 마음을 안심시키려고 이 약을 처방하기로 했다. 그러자 마치 기적이라고 할 수밖에 없는 일이 발생했다.

그때까지 계속 감소하던 체중이 점차로 불어나고, 몸 컨디션과 기분이 좋아지며, 기운이 솟아났던 것이다. 라이트 씨의 암 덩어리는 마치 눈이 녹듯 점점 축소되면서 검출이 안 될 정도로 작아졌다.

하지만 라이트 씨의 암은 끝까지 개선되지 못했다. 그 지방 신문이 클레비오젠은 기대했던 만큼의 대발견이 아니라고 보도했는데, 이 부정적인 기사를 읽은 라이트 씨는 약에 실망했다. 그 이후 체중은 다시 줄어들기 시작했고, 암 덩어리는 재차 커져 갔다.

약에 대한 라이트 씨의 이런 반응이 암시적인 능력 때문이라고 생각한 의사들은 이렇게 말하며 그를 격려했다. '사실 최초에 실험한 클레비오젠은 문제가 있었고, 비교적 효과가 약했다. 하지만 연구소에서는 마침내 이 문제를 해결했고, 더욱 효력이 높은 클레비오젠이 곧 도착할 것이므로 조금만 더 기다려 보자'고 말이다.

하지만 두 번째로 시도했던 그의 회복도 끝까지 지속되지는 않았다. 또 다시 신문이 분명하게 '미국 의사회가 클레비오젠은 암에 효과가 없다고 보고했다'는 기사를 게재함으로써 의사들이 분투노력한 보람도 없이 그의 희망을 완전히 꺾어 버렸기 때문이다. 이 기사를 읽은 라이트 씨는 몹시 실망하고 낙담했다. 그 결과로 암 덩어리는 점점 더 커져 갔고, 이윽고 얼마 안 있어 그는 사망했다.

이 사례를 보더라도 <u>사람은 희망에 살고, 실망에 죽는다</u>는 사실을 알 수 있다.

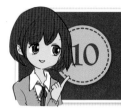

10 실망 때문에 사망한 여성환자

플라세보 반응능력은 놀랄 만한 힘이 있다. 라이트 씨처럼 희망을 가짐으로써 플라세보 반응이 긍정적으로 작용하여 암 덩어리가 축소되거나 치유되는가 하면, 반대로 플라세보 반응이 부정적으로 작용하여 본래 죽을 이유가 없는 환자가 죽기도 하기 때문이다.

부정적인 플라세보 반응은 치유에 대단히 악영향을 미치기 때문에 **'노시보 반응(nocebo 反應)'**이라고 한다. 노시보 반응은 많이 보고되었는데, 미국의 저명한 심장외과의사 버나드 론 박사는 자신의 보고서에서 이런 사례의 환자를 소개했다.

신참 의사 시절 버나드 론 박사는 고명한 심장외과 의사의 지도 아래서 근무하고 있었다. 그의 환자 중 한 명인 S부인은 생명에 관계된 질병은 아니지만, 삼첨판협착증(三尖瓣狹窄症) 질병을 앓고 있었다. 그녀에게는 이외에도 심장 충혈이 약간 있었지만, 약으로 잘 조절하고 있었다.

어느 날 고명한 심장외과 의사는 수련의들과 의과대학생 무리를 이끌고 그녀의 병실을 찾았다. 그들은 그녀를 참여시키지 않은 채 자기네끼리만 대화를 나누었다. 그녀는 대화에서 완전히 배제되어 있었던 것이다.

그러고는 심장외과 의사는 병실을 나가면서 '이 부인은 TS로군' 하고 간단히 말했다. 'TS'는 심장전문의가 삼첨판협착증(Tricuspid Stenosis)의 머리글자를 따서 일반적으로 사용하는 준말이다.

그들이 병실에서 나간 직후 다시 병실을 찾은 론 박사는 S부인을 보고 깜짝 놀랐다. 그녀는 극단적인 불안 때문에 완전히 부들부들 떨며, 호흡이 대단히 가빠져 있었기 때문이다. 2시간 전에는 아무런 문제가 없었던 그녀의 폐에서는 '헉헉' 하는 소리가 들렸다. 이것은 심장병이 악화된다는 예고다.

"도대체 무슨 일이 있었습니까?" 하고 론 박사가 묻자, 그녀는 "선생님이 내가 죽는다고 말했어요." 하고 응답했다.

론 박사는 자신의 귀를 의심하며, "선생님이 그런 말씀을 할 리가 없습니다." 하고 단언했다. 하지만 S부인은 "나는 이 귀로 분명히 들었어요. 선생님은 내가 TS 라고 말했어요. 나는 그 뜻을 알고 있습니다. Terminal Situation(말기적인 상

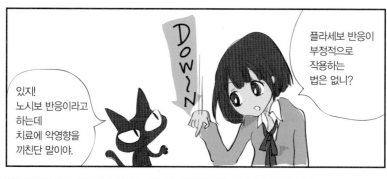

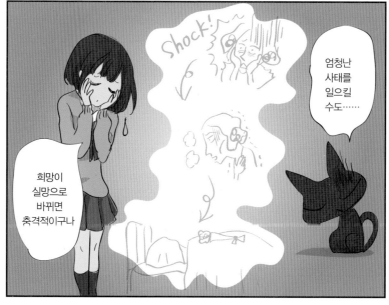

태)입니다. 당신들 의사는 환자에게 사실을 결코 말하지 않습니다. 충격을 주지 않으려고…. 하지만 나는 그 의사의 말 뜻을 알아 버렸거든요." 하면서 고집을 부리며 조금도 물러서지 않았다.

론 박사는 'TS'는 '삼첨판협착증(Tricuspid Stenosis)'을 가리키는 준말이지 'Terminal Situation(말기적인 상태)'을 가리키는 준말이 아니라고 거듭거듭 설명했지만, 그녀의 오해를 풀 수는 없었다. 그녀는 "당신은 무서운 진실을 나에게 숨기려고 할 뿐이에요." 하고 같은 말만 반복해서 말했다.

이 사건이 있은 후 심장병이 악화될 객관적인 이유가 없음에도 그녀의 심장은 점점 상태가 나빠졌다. 그리고 그날 그녀는 사망했다.

실망에 따른 노시보 반응 때문에 그녀는 사망한 것이다. 노시보 반응 죽음은 '저주 받은 죽음'이라고도 하며, 샤머니즘 사회에서나 볼 수 있는 현상이다. 이것은 악질적인 마법의(魔法醫)에게 저주를 받아 자리에 누워 식사도 하지 않은 채 파국을 운명이라고 체념하고, 어느 누구와도 만나려 하지 않으며 고독 속에서 저주받은 지 불과 2주일 만에 죽어 가는 것이다.

이런 현상은 의학적으로도 연구되고 있다. 죽는다는 것은 부교감신경이 비정상적으로 흥분한 탓에 심장의 고동을 극단적으로 약화시키고, 마침내는 정지시켜 버린다고 이해된다. 실망은 죽음을 부르는 커다란 위험인자다.

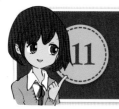

항상성을 유지하는 삼위일체

누구든지 감기가 들면 열이 나고 머리가 아프기 마련이다. 그런 환자가 설탕으로 된 가짜 약을 복용하고 갑자기 회복되었다. 희망과 기대 등 긍정적인 감정을 가짐으로써 암 덩어리가 눈에 띄게 축소되고, 환자는 회복되어 갔다. 어찌된 일일까?

한편, 절망이나 낙담 등 부정적인 감정을 가짐으로써 암 덩어리가 커지거나 질병이 악화되기도 한다. 앞서 언급했듯이, 실망한 환자는 얼마 안 있어 사망한다.

자연치유력은 심리상태에 따라서 이렇게 강해지기도 하고, 약해지기도 한다. 뇌와 면역계통, 자연치유력은 서로 밀접한 관련이 있다는 사실은 불변의 법칙이다. 그 이유를 알아보자.

매일 우리는 아침에 일어나 낮에는 일하고, 밤에는 귀가하여 잠자리에 들어 잠을 잔다. 이렇게 평범한 날들이 흘러간다. 하지만 깊이 생각해 보면, 사람이 살아 있다는 사실은 참으로 신기한 일이다.

예를 들어, 겨울에는 기온이 0도 이하로 내려가고, 여름에는 40도 가까이 올라간다. 또 격렬한 운동과 육체노동을 하면, 많은 양의 땀을 흘린다. 하지만 바깥 기온이 어떻게 변화하든 체온은 항상 약 36.5~37도로 유지되고 있다. 사람의 몸, 특히 뇌는 열에 약하기 때문에 체온은 일정하게 유지되고 있는 것이다.

뇌는 온도가 42도를 초과하여 60분 이상 방치되면 신경세포가 파괴된다. 그렇게 되면 뇌가 제대로 작동할 수 없게 되고, 젊은 나이에 멍청한 사람이 되어 버린다.

또 운동을 하여 땀을 대량으로 흘려도 혈액 속의 염분 농도는 항상 일정한 범위 내에서 안정되어 있다. 산소 농도와 뇌와 면역계통에 관계되는 수백 종류의 호르몬과 전달물질 농도도 좁은 범위 내에서 한 발자국도 벗어나지 않는다. 이런 것들이 범위를 조금이라도 벗어난다면 사람은 살아 있을 수 없다.

이처럼 사람이 생존하는 데 필요한 체내 환경은 범위가 지극히 좁다. 이 체내 환경을 항상 일정한 범위 내로 유지하는 것을 **항상성(恒常性=호메오스타시스)**이라고 한다. '호메오'는 '똑같다', '스타시스'는 '일정한 상태'라는 뜻이다.

호메오스타시스를 유지한다는 것은 사람이 살아가는 절대조건이다. 따라서 뇌(신경계통), 면역계통, 내분비계통은 '삼위일체'가 되어 상호 간에 협력하면서 작용하고 있는 것이다.

내분비계통이란 주로 시상하부(視床下部), 뇌하수체(腦下垂體), 부신(副腎)을 가리키는 말인데, 호르몬을 생산하여 전신으로 공급하고 있다.

밤에 잠자리에 들면 잠이 오는 것은 뇌 깊숙이 자리 잡고 있는 송과체(松果體) 기관에서 만드는 멜라토닌이라는 호르몬 작용 덕분이다. 멜라토닌은 체온을 낮추고 잠을 재촉하는 물질이다.

요즘 사람들은 몸의 컨디션이 조금만 나빠져도 즉시 병원으로 달려가고 싶어 한다. 그러나 현대의학은 질병의 원인에는 전혀 관심을 가지지 않기 때문에 증상을 억제하는 근본적인 치료는 하지 못할 뿐 아니라, 오히려 자연치유력을 약화시켜 버린다. 그래서 제2장에서는 현대의학의 실태를 검증해 보고자 한다.

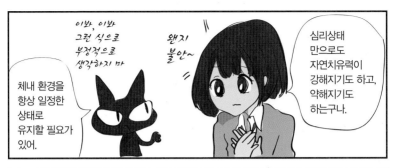

항상성(恒常性)을 유지하는 삼위일체

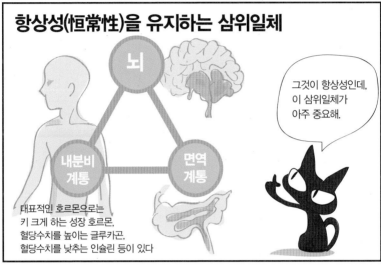

그것이 항상성인데, 이 삼위일체가 아주 중요해.

대표적인 호르몬으로는 키 크게 하는 성장 호르몬, 혈당수치를 높이는 글루카곤, 혈당수치를 낮추는 인슐린 등이 있다

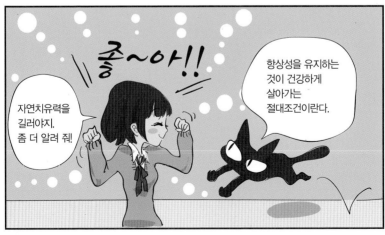

039

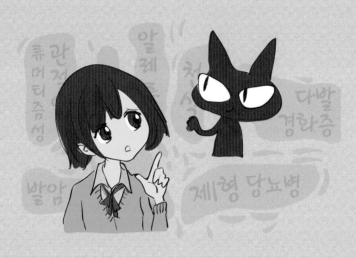

제 2 장
현대의학의 함정

요즘 사람들은 조금이라도 몸의 컨디션이 나빠지면, 즉시 병원으로 달려가 의사와 약에 의존한다. 그러나 이 대증요법(對症療法)은 분명히 잘못되었다. 자연치유력에 의존하지 않고 약에 의존한 결과, 어떤 비극이 기다리고 있는지 구체적인 사례를 들어 소개한다.

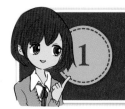

1 면역계통이 너무 강하거나 약해도 질병에 걸린다

　면역계통은 몸 밖에서 침입해 들어오는 미균과 내부에서 생겨나는 암세포를 격퇴시키는 시스템을 말한다. 군대가 적군을 공격하여 자기 나라를 방위하듯이, <u>면역계통도 미균과 암세포를 공격함으로써 신체를 방위한다.</u>

　면역계통이 너무 약하면, 미균이 일으키는 감염증에 쉽게 걸릴 뿐만 아니라, 암도 쉽게 발생한다. 그러므로 신체는 면역력이 강하지 않으면 안 된다. 그렇다면 면역계통은 강할수록 좋은가 하면, 또 그렇지는 않다.

　면역력이 너무 강하면, 약한 적군에도 격렬하게 반응한다. 이렇게 과잉방위가 발생하면, 아토피피부염과 기관지천식 등에 걸리기 쉬운 알레르기 체질이 된다. 알레르기는 먼지, 오염물질, 고양이 털, 진드기 등 몸 밖에서 침입해 들어온 이물질을 몸 밖으로 추방하는 방위 반응이다. 재채기, 설사, 호흡을 빨리 함으로써 이물질을 배출하는 것이다.

　그렇다면 알레르기는 어째서 발생하는 것일까? 이물질이 체내에 들어왔다고 하자. 이것을 무력화시키려고 림프구의 B세포는 지나치게 작용하여 IgE 물질을 대량으로 만들어 낸다. 이 IgE가 비만세포에 달라붙으면, 히스타민과 프로스타글란딘을 방출한다. 히스타민과 프로스타글란딘은 항원(抗原)을 몸 밖으로 배출하는 반응, 즉 재채기, 설사 등을 일으키는 작용을 한다.

　아토피피부염이나 기관지천식 어느 것이든지 간에 이물질을 몸 밖으로 배출시키거나 더 이상 들어오지 못하도록 하는 방위 반응이다.

　너무 강한 면역계통은 오히려 더 나쁘다. 그것은 가장 먼저 보호해야 할 자신의 신체까지도 공격한다. 자가면역질환(自家免疫疾患)의 대표라고 할 수 있는 만성 류머티즘성관절염은 면역계통의 관절을 파괴하는 질병이다.

　면역력은 너무 강하거나 약해도 신체에 해를 끼치기 때문에 적당한 수준이 요구된다. 뇌, 면역계통, 내분비계통의 3각형 균형이 유지되면, 자연치유력이 향상되어 건강을 지킬 수 있다.

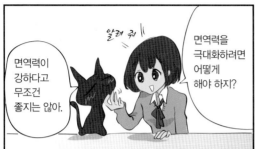

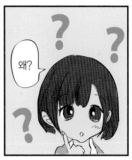

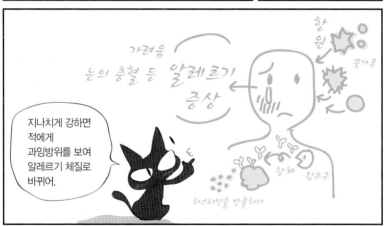

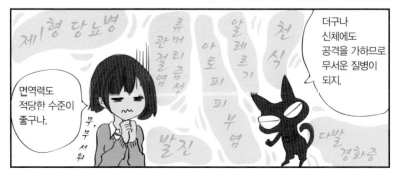

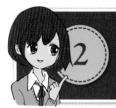

2 면역계통을 조절하는 교감신경과 부교감신경

　면역계통을 적당한 수준으로 유지하는 것이 건강의 비결인데, 이 적당한 수준을 좌지우지하는 것이 바로 **교감신경(交感神經)**과 **부교감신경(副交感神經)**이다. 먼저 이 두 가지 신경계통을 간단히 설명하고자 한다.

　우리 체내에 있는 심장, 폐, 위, 소장, 신장, 방광 등 장기를 적절하게 작동하는 것이 바로 서로 역방향으로 작용하는 교감신경과 부교감신경이다.

　몸에 위험이 닥쳤을 때나 중요한 회의를 앞두고 있을 때면 누구나 긴장한다. 이때 우위에 서는 것이 교감신경이다. 그래서 교감신경을 '긴장신경'이라고도 한다.

　교감신경이 우위에 서면, 심장 활동은 활발해지며, 혈관은 수축되면서 동공이 열린다. 이것은 즉시 행동을 취할 수 있게 하기 위함이다. 음식을 먹거나 소화시키거나 하는 일은 급하게 서두를 일이 아니므로, 위장은 활동을 자제한다.

　한편, 부교감신경은 '이완(릴랙스)신경'으로 알려져 있는데, 이것이 우위에 서면 심장 활동이 느려지고, 혈관이 확장되고, 동공이 닫히며, 위장 활동이 활발해진다.

　교감신경과 부교감신경의 균형으로 신체의 내부 환경은 우리 의지와는 상관없이 자동으로 작용하고 있다. 그러므로 이 두 가지 신경을 **자율신경(自律神經)**이라고 한다.

　긴장이 오래 지속되면 피곤해지고, 이완이 오래 지속되면 생활에 의욕이 없어진다. 같은 사람이라도 어떤 때는 교감신경이 우위에 서고, 다른 때는 부교감신경이 우위에 선다.

　또 이유는 불분명하지만, 어린 시절에는 부교감신경이 우위에 서고, 성인이 되고 더 나아가 고령이 될수록 교감신경이 우위에 서기 쉽다는 사실이 확인되었다.

　노인은 동맥경화가 진행되어 혈액이 혈관을 통과하기 어려워 혈압이 높아진다. 여기에 교감신경이 우위에 서면서 혈관이 수축한 것도 한 요인으로 작용한다.

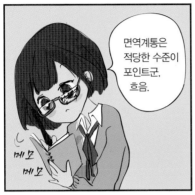

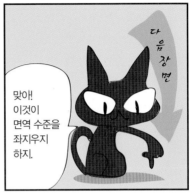

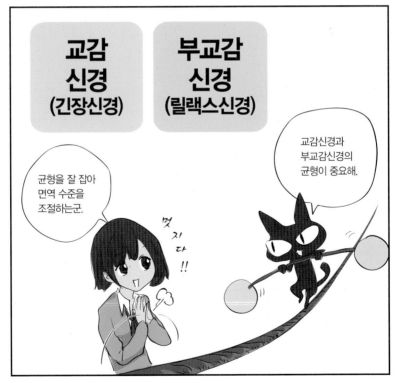

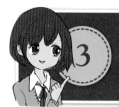

3 긴장감이 없는 생활에서도 발생하는 알레르기

면역계통의 강약은 신경, 영양, 환경에 따라 크게 영향을 받는다. 제2차 세계대전이 끝난 1945년 일본은 심각한 식량난에 처해 매 끼니를 걱정해야 했다. 사람들은 이튿날과 다음 주에 먹을 음식을 걱정하며 하루하루 힘겹게 살아가고 있었다. 그들은 야윈 몸으로, 비만과 당뇨병 등 현대인이 직면하는 생활습관병으로 고통받는 일은 없었다.

전반적으로 영양부족 상태라서 매일매일 끊임없이 긴장하면서 살아가고 있었다. 이런 상태의 생활에서는 스트레스로 긴장신경인 교감신경이 계속 우위에 서기 때문에 면역력은 오히려 억제되어 있다.

오늘날에도 시험공부, 학교에서의 따돌림, 직장에서의 대인관계, 과로, 수면부족 등 스트레스를 계속 받는 사람은 위궤양이 생기거나 면역력이 억제되어 암에 쉽게 걸린다.

과거의 식량난과는 전혀 딴판으로, 오늘날의 사람들은 먹을 것이 넘쳐난다. 오히려 과식 때문에 비만과 당뇨병을 걱정하며, 어떻게 하면 적게 먹을까 하고 다이어트에 신경 쓰는 사람이 많다. 사람들은 먹거리에 대한 걱정이 없어지자 과거에 비해 긴장하지 않고 매일매일을 살아가고 있다.

이것은 릴랙스신경인 부교감신경이 우위에 서게 된 상태로, 면역력이 높은 상태다. 그러나 면역력이 지나치게 높으면, 아토피피부염과 기관지천식 등 알레르기 질환이 발생한다. 오늘날 어린이들에게 알레르기 질환이 만연되어 있는 것도 지나친 릴랙스 때문이다.

요즘 어린이들은 부모에게 귀여움을 독차지하고, 원하는 것은 무엇이든지 가질 수 있으며, 더욱이 지방과 당분이 많은 음식을 먹는다. 음식을 먹기만 해도 위액이 방출되고 장이 활동하므로, 부교감신경이 흥분하여 점점 더 릴랙스해진다.

알레르기를 예방하려면 더 긴장하여 교감신경을 흥분시키고, 자율신경의 균형을 유지해야 한다. 어린이라면 학교 운동장이나 캠프에서 단체생활을 하며 씩씩하게 노는 것이 좋고, 성인이라면 헬스클럽 같은 곳에서 정기적으로 운동을 하면서 땀을 흘려야 한다.

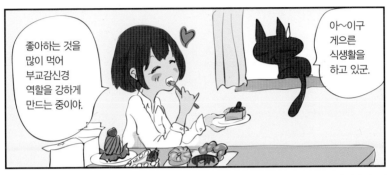

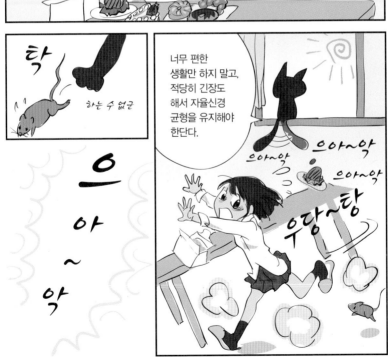

047

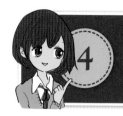

4 병원은 가장 위험한 곳이다

질병이 자연치유력으로 치유된다고 한다면, 약도 수술도 필요 없지 않나 의문이 생긴다. 결론적으로, 질병의 90퍼센트는 약도 수술도 필요 없다. 즉, 90퍼센트의 질병은 약과 수술이 없어도 저절로 치유되므로, 몸 컨디션이 안 좋다고 즉시 병원에 갈 필요는 없다.

병원은 질병에 걸리기 쉬운 가장 위험한 곳이다. 왜 그럴까? 원래 병원이라는 곳은 감염증 등 온갖 질병을 앓고 있는 환자들이 모여드는 곳이다.

더구나 환자는 병원의 대합실과 진찰실에서 기침과 재채기를 한다. 그 입에서 방출된 바이러스는 의자와 손잡이에 기생하고 있거나 공중에 떠돌아다닌다.

병원을 찾아온 사람이 바이러스가 떠돌아다니는 공기를 흡입하거나 오염된 의자와 손잡이를 만지면, 그곳에서 감염이 시작된다. SARS(중증급성호흡기증후군) 감염 확대는 이런 사실을 보여 주는 좋은 사례다.

SARS는 홍역 바이러스와 비슷한 SARS 바이러스가 기침과 재채기로 다른 사람의 호흡기에 침입함으로써 감염된다. SARS환자 70퍼센트 이상이 병원에서 감염되었으며, 감염자 대다수가 의사와 간호사처럼 의료계에 종사하는 사람이다.

병원에 간다는 것은 질병을 옮아올 가능성이 있는 위험한 행위이기도 하다는 사실을 명심하기 바란다.

환자는 의사가 건강하게 해줄 거라 믿고 병원을 찾아간다. 별로 아프지도 않은 사람이 수술과 투약 등 의료행위를 받음으로써 진짜 환자가 되어 버린다. 이것을 의원병(醫原病)이라고 한다.

질병을 치유하려고 병원을 찾아간 사람이 반대로 바이러스에 감염된다는 것은 모순적이라고 할 수밖에 없다. 하지만 의원병과 의료사고는 상당히 높은 비율로 발생한다.

그 실제적인 사례는 헤아릴 수 없을 정도로 많다. 간암을 일으킨다는 B형과 C형 간염 바이러스가 대표적인 예다.

오늘날 일본에는 B형 간염 바이러스 감염자가 150만 명, C형 간염 바이러스 감염자는 200만 명이나 되지만, 그들 대다수는 어린 시절 학교에서 예방접종을 받을 때 오염된 주사바늘로 감염된 것이다.

이 밖에도 병원에서 출산할 때 '혈액응고제' 주사를 맞고 피해를 당한 여성도 많다. 상당히 많은 혈액응고제가 오염되어 있어 자신도 모르는 사이에 C형 간염 바이러스에 감염된 것이다.

2008년, 일본의 후생노동성(=한국의 '보건복지부'에 해당)은 간암 환자를 5만 3000명으로 발표했다. 그중 80퍼센트는 C형 간염 바이러스가 원인인 간암이기 때문에 정부에서도 의원병이 심각한 지경에까지 이르렀다는 사실을 알게 되었다.

하지만 의원병 실태는 참으로 파악하기 힘들다. 의원병과 의료사고는 의료계 종사자에겐 달갑지 않은 일이기 때문에 일본이든 미국이든 은폐하는 경우가 많다는 점은 마찬가지다. 그럼에도 정도의 차이는 있다. 병원 실태에 관해서 미국은 일본에 비해 투명도가 높다. 그래서 미국의 의원병을 소개하고자 한다.

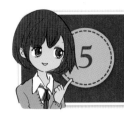

5 현대의학이 환자를 죽인다

현대의학의 총본산인 미국의 의원병 실태는 어떠할까? 먼저 이런 상황을 떠올려 보자. 점보 대형여객기 3대가 추락하여 승객 2000명 전원이 사망하는 비행기 사고가 매일매일 발생하고 있다. 이런 사건이 1년 365일 중 하루도 빼놓지 않고 매일매일, 해마다 계속해서 반복된다.

틀림없이 여러분은 비행기를 이용하는 것을 진지하게 재검토할 것이다. 그러고는 항공을 관할하는 정부의 관계 부처에 안전 대책을 엄중히 문책할 것이다. 매년 약 78만 명이 비행기 사고로 사망한다면, 이것은 너무나 참담한 사고가 아닌가? 미국에서는 이처럼 많은 사람이 해마다 병원에서 발생하는 의원병으로 죽어간다. 선진국에서는 감염증 사망은 줄어들었고, 암, 심장병, 뇌졸중이 3대 사망원인이라고 굳게 믿고 있다. 하지만 사실은 그렇지 않다.

2004년 의원병과 관련된 논문을 조사한 미국영양연구소의 게리 눌 박사는 미국에서 첫 번째 사망원인은 병원에서 발생하는 의원병으로, 매년 78만 명이 사망한다고 주장한다.

그리고 두 번째 사망원인은 70만 명의 심장병, 세 번째 사망원인은 55만 명의 암이라고 한다.

의원병 사망자 내역을 정리해 보면, 약 부작용 사망자가 10만 6000명, 치료 실수에 따른 사망자가 9만 8000명, 병원에서 욕창에 따른 사망자는 11만 5000명, 영양부족 사망자는 10만 9000명, 병원에서 감염 사망자는 8만 8000명, 불필요한 수술 사망자는 3만 7000명, 수술 실수에 따른 사망자는 3만 2000명이다.

미국영양연구소와 게리 눌 박사의 이름은 몰라도, 미국 의학계의 명문 존스홉

킨스 대학은 들어봤을 것이다. 이 대학의 버브러 스타필드 교수는 공중위생학의 권위자다. 그는 2000년 의원병 연간 사망자가 25만 명이라고 『미국의학협회지』에 발표했다(B. Stafield, JAMA, 26, 284, 2000).

더욱이 그는 의료행위로 매년 200만 명이 손발이 절단되거나 신체장애자가 되고 있다고 추산했다. 이 때문에 전 미국의 매스컴과 의료 관계자 사이에는 대소동이 벌어졌다.

미국인의 일상생활은 알레르기와 당뇨병에서 우울증까지 고단위 처방약에 의존하고 있다. 미국에서는 2012년 기준으로 처방약 비용만 3조 원 이상에 달했다. 미국인 1인당 연간 의료비는 약 770만 원으로 일본(2008년 27만 2600엔=2014년 말 한화로 약 270만 원)의 2배 이상 되지만, 그들의 건강상태는 그렇게 좋은 편이 아니다. 의료행위에 아무리 많은 돈을 쏟아부어도 건강해지지 않는 것이 오늘날의 현실이다. 도대체 어째서 이렇게 된 것일까?

매년 의원병 종류에 따른 미국 사망자 수

약 부작용	약 10만 6000명
치료 실수	약 9만 8000명
욕창	약 11만 5000명
영양부족	약 10만 9000명
병원 내 감염	약 8만 8000명
불필요한 수술	약 3만 7000명
수술 실수	약 3만 2000명
의원병 사망자 합계	약 78만 4000명

출처 : 게리 눌 박사, 2004년 http//www.whale.to/a/null9.html

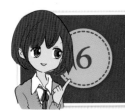

6 의료에 돈을 쏟아부을수록 질병에 걸린다

스타필드 교수는 미국인은 다음 사항을 맹목적으로 믿는다고 말한다.

(1) 의료 서비스를 받을수록 건강해진다.

(2) 자신들이 세계에서 가장 건강하다.

더구나 위험한 약이 지금보다 더 손쉽게 FDA(미국식품의약국) 승인을 받을 수 있다. 분명히 FDA는 미국에서 처방되는 약의 인허가를 결정하는 기관이지만, 그 영향력은 미국에만 그치지 않고 유럽을 비롯하여 전 세계에도 미친다.

위험한 약이 거침없이 속속 승인되는 것은 1992년에 생긴 법률에 근거한 것이다. 이 법률에 따르면 새로운 신약의 승인에 관계되는 비용은 제약업계가 FDA에 지불한다는 것이다. 이렇게 함으로써 FDA의 의약품평가센터 직원의 급료는 제약회사에서 흘러들어 오는 자금으로 지불한다. FDA는 본래 감시해야 할 위치임에도 제약회사의 심복 부하가 되어 제대로 된 감시를 할 수 없게 되었다.

스타필드 교수가 알아낸 의원병 피해는 보험회사, 질병 지향적인 의학계, 제약회사, 의료기기회사 등 의료(醫療)산업에 대한 강렬한 고발장이 되었다. 이런 기업에는 선거에서 의원들의 당락을 좌지우지할 정도의 파워가 있다. 즉, 이런 기득권 수익자가 정부를 컨트롤할 수 있다는 것이다. 물론 FDA는 이미 기득권 수익자에게서 강력한 영향을 받고 있다.

하지만 대부분의 일반 사람들은 이 사실을 전혀 모른다. 의료산업이 스폰서인 매스컴이 이 점을 보도하지 않기 때문이다.

여러분이 알아 두어야 할 사실은 몇 가지 약은 위험할 뿐만 아니라, 많은 약이 과잉 또는 부적절하게 사용되고 있다는 점이다. 일반 사람들은 부적절한 약의 사용이 위험하다는 점을 이해하지 못하고, 약을 많이 사용하면 이전보다 더 건강해진다고 확신한다.

모든 약은 독(毒)이며, 신체에 위험하다. 어떤 약은 특히 더 위험하다. 그러한 약들은 어떤 제한 아래서만 처방되지만, 위험하다는 사실에는 변함이 없다.

스타필드 교수는 이렇게 말한다. "내가 (잡지사에) 준 최초의 논문은 어찌된 일인지 잡지에 게재되지 않았다. 잡지의 독자들(의사들)이 흥미를 갖지 않았기 때문이었다. 의원병 따위는 알고 싶지도 않고, 언급하고 싶지도 않다는 것이 의학잡지 편집자의 본심인 것이다. 그럴 수밖에 없다. 의학잡지는 제약회사에서 광고료를 받고 있기 때문이다."

현대의학은 고단위 약으로 증상을 억제한다. 하지만 질병은 결코 치유되지 않는다. 혈압을 낮추는 혈압강하제, 콜레스테롤 수치를 낮추는 약, 기분을 좋게 하는 항우울증약 등은 증상을 개선할 따름이지, 질병을 치유하지는 않는다. 환자는 살아 있는 동안에는 약을 계속 복용해야 한다. 그러므로 이런 약은 제약회사와 의사에게는 황금알을 낳는 거위인 셈이다.

미국에서 많은 의원병이 발생하는 주된 원인은 고도로 발달한 의료 시스템 자체에 있다. 이런 사실을 직접 눈으로 확인한 스타필드 교수는 미국의 의료비가 일본보다 10배나 비싼 고액이라는 점도 있어 의사에게 찾아가는 대신, 자신의 능력으로 건강 증진과 유지를 꾀하려고 노력하고 있다. 그 증거로 미국인의 약 40퍼센트가 영양보조제와 허브를 섭취하며 자기방위에 목숨을 걸고 있다.

역시 아나나 다를까 미국 의사의 75퍼센트가 비타민과 미네랄 등 영양보조제를 섭취한다.

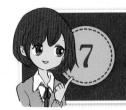

7 현대의학의 대증요법(對症療法)은 질병을 악화시킨다

어딘가 아프면 열이 나고 붓고 여기저기가 쑤시며, 빨개지는 염증과 설사 등으로 애를 먹는다. 어느 증상이나 모두 불쾌하고 고통스럽다. 현대의학의 목적은 이 불쾌하고 고통스런 증상을 약으로 가능한 한 신속하게 제거해 버리는 것이다.

그러나 이런 불쾌하고 고통스런 증상은 질병에서 회복하는 데 필요한 과정이다. 원래 열이 나고 아픈 증상은 적군에게 습격 당했다는 점을 신체에 알리고, 임전태세를 취하는 경보 사이렌이다.

즉, 이 경보 사이렌이 울리면 면역계통이 적군을 격퇴하려고 활동을 개시하는 것이다. 더구나 열이 나고 아픈 증상은 혈액이 병이 난 곳으로 집중됨으로써 치유를 진행시키는 효과가 있다.

열이 난다는 것은 바이러스의 증식을 억제하고, 다른 한편으론 질병과 싸울 백혈구를 증식시키고 있는 것이다. 열이 나고 몸이 나른해지면 공부, 스포츠, 직장 일 등을 잠시 접어 두고 쉰다. 쉬기만 해도 그때까지 축적되었던 피로가 간단하게 풀린다.

이렇게 함으로써 바이러스와 싸우며, 상처를 수리하고 복구할 체력이 회복된다. 이런 이유로 열이 나기 때문에 치유가 진행된다는 점을 이해할 수 있다.

하지만 현대의학에서는 강력한 약의 힘으로 즉시 열을 낮추어 버리기 때문에 환자의 기분은 일시적으로 좋아지지만, 본격적인 치유는 더뎌지고 만다. 감기에 걸렸을 때 해열·진통·소염제를 복용하면 증상이 억제될 뿐 질병은 오래간다. 그러므로 감기약을 복용해서는 안 된다.

알레르기는 신체에 침입해 들어온 동식물에 포함된 미량물질을 배출하는 반응이다. 이것은 당연히 면역계통의 정상적인 작용이지만, 너무 지나치게 작용하여 알레르기를 일으킨다. 알레르기의 대표로는 아토피피부염, 기관지천식, 화분증(花粉症)이 있다. 알레르기는 약만으로는 근본적으로 치유되지 않는다.

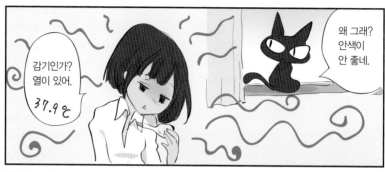

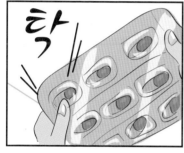

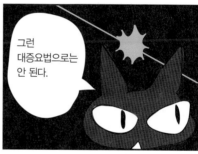

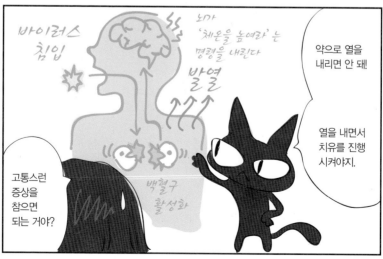

알레르기는 림프구와 이물질인 항원(抗原)의 반응이다. 이때 세포에서 히스타민과 프로스타글란딘이 방출됨으로써 재채기와 콧물로 항원을 몸 밖으로 토해 낸다.

따라서 히스타민과 프로스타글란딘 방출을 약으로 억제하면 불쾌한 증상은 일시적으로 없앨 수 있지만, 알레르기를 근본적으로 치유할 수는 없다.

그러면 어떻게 해야 할까? 알레르기를 앓고 있는 어린이는 부교감신경이 우위에 있어 너무 릴랙스하기 때문에 이것을 바로 잡아 주면 된다. 즉, 부모는 어린이의 응석을 받아 주는 것을 중단하고, 일찍 자고 일찍 일어나게 하는 습관을 들이며, 밖에서 씩씩하게 놀게 함으로써 교감신경을 흥분시키면 된다.

미국 로스앤젤레스에 사는 경자 씨는 재채기와 콧물로 6년간 고생했다. 병원을 찾아간 그녀에게 의사는 알레르기 진단과 함께 스테로이드제 약을 처방했다.

스테로이드제 약을 복용하니까 불쾌한 증상은 즉시 가라앉았다. 그녀는 증상이 나타날 때마다 스테로이드제 약을 복용했다. 이것을 여러 차례 반복한 후 그녀에게 이상 징후가 나타났다.

몸과 얼굴이 부어오르고, 전신에 기운이 없고, 한기를 느끼며, 침대에서 일어나 앉아 있을 수가 없게 되었다. 스테로이드제의 무시무시한 부작용이 그녀를 엄습한 순간이었다.

그녀는 하는 수 없이 직장을 1주일 쉬었다. 그녀는 수입이 줄어드는 두려움에 떨면서 스테로이드제의 무서움을 처음으로 실감했다.

그래서 그녀는 다른 병원의 의사를 찾아갔다. 그녀를 진찰한 의사는 스테로이드제 복용을 즉시 중단시키고, 식생활도 당장 바꾸도록 제안했다. 그녀는 좋아하던 고기를 중단하고, 야채 중심의 염분이 적은 식사로 바꾸었다.

의사는 그녀에게 낮에도 침대에만 누워 있으면 회복이 더딜 수 있으므로 한낮에는 걷기운동을 하도록 권하고, 직장에도 복귀하도록 조언했다.

스테로이드제의 무서움을 몸으로 체험한 경자 씨는 다시는 스테로이드제 복용을 하지 않겠다고 다짐했다.

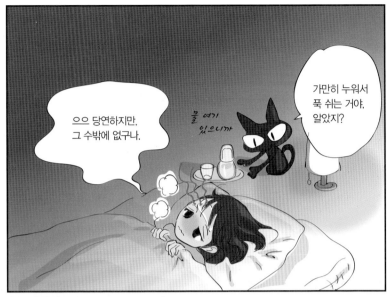

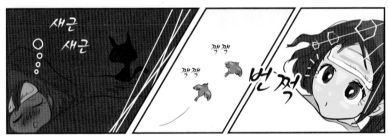

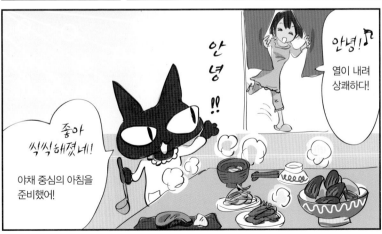

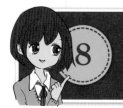

8 주된 수단은 자연치유력, 보조 수단은 의료와 약이다

의사와 간호사가 하는 말을 착실하게 따르는 순종적인 환자보다 규칙을 지키지 않아도 적극적인 환자가 더 빨리 치유된다는 사실을 병원 관계자들은 실감할 것이다.

물론 지시사항을 따르지 않는 환자가 빨리 치유된다는 것이 아니라, 적극적인 환자가 소극적인 환자보다 빨리 치유될 수 있다는 말이다.

이유인즉, 이렇다. 신체가 회복되는 데 '100'이라는 에너지가 필요하다면, 자연치유력은 '90', 치료와 약은 '10'이라는 셈이 된다.

이 비율은 정확하지 않지만, 자연치유력이 주된 수단이고 의료와 약은 보조 역할에 지나지 않는다 말하고 싶다. 자연치유력이 적극적인 태도로 대표되는 긍정적인 생각으로 향상된다는 점은 나중에 언급한다.

하지만 오늘날의 상황을 살펴보면, 우리는 질병을 치유하려고 현대의학에 지나치게 의존하여 대량의 약을 복용함으로써 신체에 내재해 있는 자연치유력을 무시하는 경향이 많다.

우리는 질병을 격퇴할 때 주된 수단과 보조 역할을 잘못 적용하기 쉽다. 이래서는 안 된다. 즉, 치유를 방해하는 치료와 약을 없애 버리는 것이다. 그렇게 하면 자연치유력이 발휘되어 질병에서 신속히 회복될 것이다.

심령치료사가 환자를 만지기만 했는데도 피부병이 치유되었다. 종교가 기도했더니 정신병자가 제정신으로 되돌아왔다. 불가사의한 치유 중 사실관계를 신뢰할 수 있는 것만 열거해도 헤아릴 수 없을 정도로 많다.

현대의학은 이런 치유 시스템을 아직 설명하지 못하지만, 적극적인 치유 태도로 대표되는 긍정적인 생각이 큰 비중을 차지한다는 사실이 판명되었다.

비록 현대의학으로는 설명할 수 없어도 치유에 따라 다시 건강한 상태로 회복 되는 과정은 순수하게 물질적이다.

치유에 관계되는 물질은 어떤 것이고, 그것이 세포에 어떻게 작용하여 효과를 발휘하는 것일까? 그 수수께끼는 과학의 진보에 따라 조금씩 밝혀질 것이다.

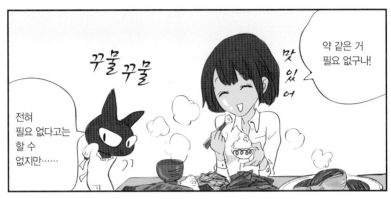

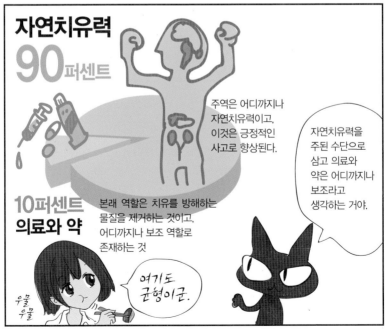

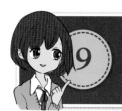

9 참을성이 없는 현대인

　지나치게 약에 의존하는 치료행위가 시행된 지 참으로 오랜 세월이 흘렀다. 머리가 아프다, 열이 난다, 몸이 부었다 하면 즉시 병원을 찾아가는 사람이 의외로 많다. 그리고 의사는 찾아온 환자에게 약을 처방한다. 환자는 질병에 관한 정확한 지식이 없어 그것밖에 모르기 때문에 처방된 약을 넙죽넙죽 복용한다.

　게다가 약을 처방하지 않으면, 환자는 의사에 관해 이렇게 말한다. '그 의사는 약도 안 줘!'

　환자는 약으로 질병을 치유하는 것이라고 확신하여 병원을 찾아가서는 약 처방을 기대한다. 그러므로 감기에조차 항생물질이 처방되는 것이다. 항생물질은 누구나 먹을 수 있는 맛있는 과자가 아니다. 신체에 유독할 뿐만 아니라, 남용하면 항생물질로 박멸할 수 없는 내성균(耐性菌)을 만들어 낸다. 병원 내에 흩어져 기생하고 있는 내성균은 병원 내 감염의 원인이다.

　또 내성균 보균자가 국경을 넘어 다른 나라로 이동하면, 내성균이 전 세계로 확산된다. 그러므로 항생물질 남용은 신중에 신중을 기해야 한다.

　분명히 두통, 발열, 빨갛게 부어오른 염증은 불쾌하지만, 이것은 질병을 치유하는 데 필요한 과정인 것이다. 하지만 현대인은 신속한 쾌감과 쾌락에 너무 익숙해져 있어 신체에 조금만 이상이 생겨도 참을 줄 모른다. 그런 이기주의적인 현대인은 신체에 자연스럽게 발생하는 생리적인 변화를 불쾌하다는 이유 하나만으로 약을 복용하여 그 순간만 모면하려고 한다.

　즉, 이기주의적인 현대인이 사실은 질병이 아닌데도 병원을 찾아가면, 의사는 진찰한 후 그럴싸한 병명을 붙여서 약을 처방한다. 이리하여 의사는 환자를 고객으로 만들어 돈벌이를 한다. 그런 질병의 대표적인 것이 갱년기장애다.

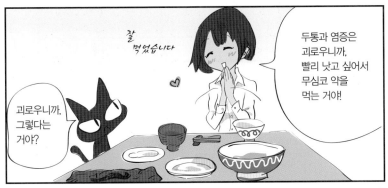

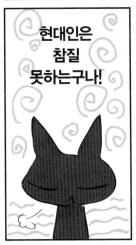

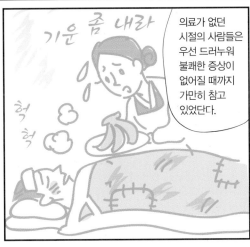

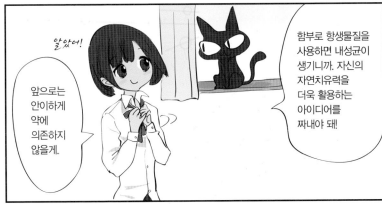

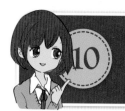

10 갱년기장애는 질병이 아니다

갱년기란 일반적으로 여성들에게 폐경이 생기기 전의 몇 년간을 가리킨다. 일본 여성의 폐경 연령은 45~53세로 되어 있다. 이 시기에는 그때까지 활동을 계속해 오던 난소의 활동이 쇠퇴하기 시작하여 여성 호르몬 에스트로겐 분비량이 점차 감소한다. 호르몬 균형이 무너지기 때문에 울컥한 기분, 불면, 초조감, 손발의 저림, 우울증 등 증상이 나타난다.

많은 여성은 초경, 결혼, 임신, 출산, 폐경의 과정을 경험한다. 그때마다 체내의 호르몬 농도가 크게 변화된다. 교감신경과 부교감신경은 호르몬에 따라 조절되기 때문에 호르몬 농도 변화가 크면 신경이 불안정해지고, 몸이 화끈거리며, 불안감이 커지기도 한다. 그러므로 갱년기장애는 자연스럽게 발생하는 생리현상이지 결코 질병은 아니다.

하지만 이런 자연스런 생리현상을 질병의 증상으로 포착하여 여기에 갱년기장애라는 병명을 붙여서 치료하는 것이 현대의학이다. 현대의학에서는 갱년기장애를 에스트로겐 부족병이라고 주장한다.

그러므로 증상을 억제하려고 에스트로겐(발정 호르몬)과 프로게스테론(황체 호르몬) 등 여성 호르몬을 복용한다. 이것이 호르몬 보충요법이다.

제약회사는 자신들의 영향력 아래에 있는 대학교수들을 이용하여 여성 호르몬을 복용하면 울컥한 기분, 불면, 초조감 등 증상을 억제할 수 있고, 협심증과 심근경색에서 보호할 수 있다고 주장한다.

이 호르몬 보충요법에 효과가 정말로 있는지 검증하려고 미국에서 몇 가지 대규모의 테스트 치료가 행해졌다. 그 결과, 호르몬 보충요법은 협심증과 심근경색의 위험도를 낮춰 주지 않으며 오히려 혈관장애, 유방암, 난소암의 위험도를 높인다는 사실이 판명되었다.

한 가지 사례를 소개하고자 한다. 갱년기가 지난 여성 1만 6608명을 대상으로 에스트로겐과 프로게스테론을 5년간 복용하게 한 후 그 결과를 2003년 『미국의학협회지』에 발표했다(G. L. Anderson et al, JAMA, 290, 1739, 2003). 연구에 따르면, 여성 호르몬을 복용한 여성은 복용하지 않은 여성에 비해 유방암 위험도는 26퍼센트, 혈전에 따른 혈액순환장애 위험도는 2배, 뇌졸중 위험도는 41퍼센트가 높았으며, 심장병 위험도도 약간 높았다.

결과가 너무나도 참담해서 호르몬 보충요법 연구는 연구 중임에도 중도에 중단하게 되었다. 미국 로스앤젤레스에서 호르몬 보충요법을 받던 나의 어머니도 이 사실을 알게 된 직후 여성 호르몬 복용을 중단했다.

남성도 장년층을 거쳐 노년층에 이르면 남성 호르몬이 점차로 줄어들기 때문에 일에 대한 의욕과 성욕이 감퇴하기 쉽다. 그러므로 갱년기장애는 여성만이 아니라, 남성에게도 발생할 수 있다. 하지만 갱년기 증상을 자주 호소하는 쪽은 압도적으로 여성이다. 그 이유는 두 가지다.

첫 번째 이유는, 폐경은 여성에게는 인생의 커다란 전환점이다. 그때까지 규칙적으로 찾아오던 생리가 없어지면, 자신은 더는 여성이 아니라고 생각되어 낙담해 버린다. 하지만 생리가 없어졌다고 해서 여성을 그만두는 것은 아니다. 임신하여 자녀를 낳는 과정을 졸업한 것이므로, 그 이후에는 한 인간으로서 인생을 즐기면 되는 것이다.

두 번째 이유는, 여성은 남성에 비해 시간적으로 여유로운 경우가 많아 사소한 일에도 신경을 쓰기 마련이다. 사람은 반드시 해야 할 일이 있으면, 거기에 전력투구한다. 그렇게 되면 신체에 발생하는 사소한 변화에도 구애됨 없이 생활한다. 전업주부(專業主婦)와 같은 사람은 시간적으로 여유가 있기 때문에 사소한 일에도 늘 신경을 쓰며, 욕구불만이 되기 쉬운 경향이 있다.

긴장감을 가지고 바쁘게 살아가다 보면, 불평불만을 늘어놓을 여유 따위는 없다. 그렇게 되면 갱년기장애는 부담이 되지 않을 것이다.

의미 깊게 살아가다 보면, 긴장감이 있어서 바쁘게 생활한다. 이렇게 해보면 어떨까? 사회에 진출하여 직장 일을 한다, 자원봉사 활동을 한다, 취미 삼아 농사 일을 한다, 지역 스포츠나 예술 및 문화 활동 등에 적극적으로 참여한다.

즉, 자신이 좋아하는 일이나 자신에게 적합한 일을 찾아내어 그 일에 긍정적인 생각으로 참여하는 것이다.

우리 신체에는 자연치유력이 내재되어 있다. 그런데 자연치유력이 작용할 수도 있지만, 작용하지 않을 수도 있다. 무엇이 자연치유력의 작용을 좌지우지하는 것일까? 그것을 제3장에서 언급한다.

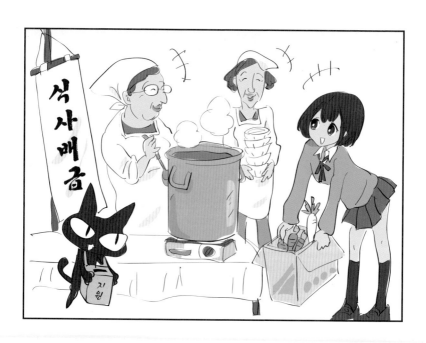

제 3 장
스트레스와
자연치유력의 관계

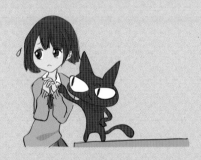

자연치유력이 제대로 실력을 발휘하면 질병을 치유할 수 있지만, 그것을 방해하는 것이 스트레스다. 그러나 스트레스가 없는 인생을 산다는 것은 불가능하다. 여기서는 스트레스의 개념부터 스트레스가 자연치유력에 미치는 영향 등을 다룬다.

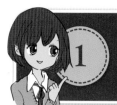

자연치유력을 향상시키면 중병도 극복할 수 있다

인간에게는 건강하게 살고 싶은 욕망이 있지만, 생각대로 잘되지 않을 때가 많다. 때로는 뜻하지 않은 질병에 걸릴 수도 있다. 하지만 중병에 걸렸다 할지라도 두려워할 것은 없다.

<u>자연치유력이 본래의 실력을 발휘하면 '반드시'라고는 할 수 없지만, 중병조차도 극복할 수 있다.</u> 현대의학에 의존하지 않고 자연치유력을 활성화시켜 중병조차 극복하는 것이 가능하다. 한국의 안현필 씨는 죽음의 질병으로 여겨지던 결핵을 의사의 도움 없이 혼자 힘으로 완치시킨 사람이다.

죽음의 늪에서 살아 돌아온 안현필 씨는 한국으로 돌아가 영어 선생으로 이름을 날렸을 뿐만 아니라, 자연건강법 연구자로서도 크게 이름을 떨쳤다.

그는 일본이 한국을 지배하던 1913년 제주도에서 비교적 유복한 가정의 3남으로 태어났다. 2명의 형은 일본으로 유학을 갔는데, 둘 모두 그 당시 맹위를 떨치던 결핵에 걸렸다. 일본에서도 최고의 의료 수준을 자랑하던 도쿄제국대학 부속 병원에서 치료를 받은 두 사람은 치료한 보람도 없이 사망했다. 안현필 씨 가족은 2명의 자식만 잃은 것이 아니라, 그들의 치료비로 재산까지 탕진했다.

안현필 씨가 일본으로 유학 갔을 때는 학비조차 낼 수 없을 정도로 궁핍했는데, 그는 도쿄에서 신문배달 아르바이트를 하면서 열심히 공부했다. 그러나 그 자신도 18세 때, 결핵이라는 마수의 손에 걸려들고 말았다. 기침을 하다가 피를 토하며 쓰러진 그는 자신도 17세와 18세에 결핵으로 사망한 2명의 형과 같은 운명에 처해졌다고 생각했다.

다만 그의 환경은 이미 사망한 2명의 형들과는 상당히 달랐다. 형들은 그 당시의 첨단의학과 약에 의존했지만, 그는 돈이 없어서 병원에 갈 수 없고 비싼 약도 구입할 수가 없었다. 더구나 그는 죽느냐 사느냐 하는 위기에 처한 몸이었기에 아르바이트도 그만두어야 했다. 그러나 그는 절망하지 않았다. 그는 책에서 지식을 습득하며 결핵과 투쟁할 결심을 했다.

그는 도쿄에서 신문배달을 하던 주인이 마련해 준 약간의 돈을 품에 넣고, 비교적 따뜻하면서 공기가 좋고 온천장으로 유명한 시즈오카 현의 아타미(熱海)로 거처를 옮겼다. 그리고 일찍 자고 일찍 일어나는 규칙적인 생활을 열심히 했다. 또 매일 온천수에 몸을 담그고 수영도 열심히 했으며, 식생활도 바꿨다. 현미를 주식으로 하고, 반찬으로는 고등어와 무를 된장과 간장으로 졸여 먹었다. 이렇게 몇 개월간 규칙적으로 생활하던 중 점차로 기침이 멎고, 피를 토하지 않게 되었다. 즉, 죽지 않았던 것이다.

그 당시 최첨단 현대의학에 의존하여 치료를 받던 2명의 형들은 결핵으로 죽고, 돈이 없어서 치료를 받지 못하고 약도 복용하지 못했던 그는 살아난 것이다. 신기한 일이지만, 이것도 세상에서 실제로 일어나고 있는 수많은 기적적인 치료 중 하나다.

그 원인을 살펴보자. 신선한 공기를 흡입하는 규칙적인 생활과 휴양만으로도 체력이 회복되었다. 비타민과 식이섬유가 풍부한 현미를 먹음으로써 면역력도 향상되었다. 온천수로 몸의 체온을 따뜻하게 유지하며 수영을 함으로서 따뜻해진 혈액이 전신을 순환한 것이다.

이렇게 함으로써 결핵과 싸우는 면역세포(백혈구)가 전신에 두루 퍼지게 되었다. <u>뇌, 면역계통, 내분비계통이라는 삼위일체의 균형이 갖춰져 몸속에서 슈퍼치유력이 콸콸 샘솟는 샘물처럼 힘차게 솟아난 것이다.</u> 이 에너지를 혈액이 전신을 순환하면서 운반해 주어 결핵을 완전히 퇴치한 것이다.

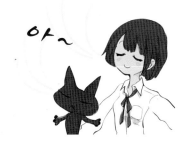

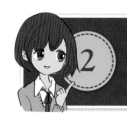

2 몸속 바이러스가 사라졌다

슈퍼치유력을 활성화시킴으로써 중병을 극복한 사례를 하나 더 소개하고자 한다. 돈자 씨는 B형 간염에서 회복되어 건강을 되찾아 현재 오스트레일리아에서 사랑하는 남편과 딸 셋이서 건강하고 행복하게 살고 있다.

결혼 후 출산이라는 기쁨과 행복을 만끽하던 그녀에게 갑자기 불행이 닥쳤다. 그녀의 형제자매가 잇달아 암으로 쓰러진 것이다. 더욱이 그녀를 포함한 5명의 형제자매 전원이 B형 간염 바이러스에 감염되어 있었다. 그녀는 간염에 시달리면서도 암이 발생하지 않을까 전전긍긍하고 있었다.

첫째 오빠는 미국에서 사업을 하다가 실패했는데, 그 때문에 50세에 위암으로 사망했다. 교육열이 대단하던 언니는 2명의 자녀 교육을 위해 남편을 일본에 남겨두고 미국으로 건너갔지만, 43세 젊은 나이에 위암으로 사망했다.

남동생은 일본에서 잠자는 시간도 아껴가며 열심히 일한 덕분에 사업에 성공하여 분주한 나날을 보내다 39세에 간암으로 사망했다. 돈자 씨의 형제자매 중 3명이 암으로 젊은 나이에 사망한 것이다.

B형 간염 바이러스 보균자인 돈자 씨는 일본에 거주하던 당시 간 상태가 생각한 만큼 좋지 않았다. 그래서 책에서 지식을 습득하면서 건강에 신경을 써가며 병원에서 간 기능을 정기적으로 검사했다.

검사 결과, 간 세포가 죽을 때 방출되는 GOT와 GPT 효소 수치가 일반적인 수치보다 높았는데, 이는 간에 장애가 발생한 것이다.

그녀는 두려움에 떨며, 인생을 진지하게 생각해 보았다. 신앙심으로 열심히 기도하자 마음이 평온해지며, 물욕과 금전욕이 줄어들면서 정신적으로도 자유로

워졌다.

그리고 그녀는 식생활과 생활습관을 전반적으로 바꿨다. 규칙적으로 일찍 자고 일찍 일어나며, 매일 40분간 산책을 하루 일과 중 하나로 삼았다. 또 그때까지 섭취하던 흰쌀밥과 빵을 중단하고, 현미식사로 대체했다. 반찬은 육류의 양을 최소한으로 줄이고, 어패류와 야채 중심의 식생활로 바꿨다.

아내의 건강이 좋지 않은 것을 안 남편은 50대 전반의 젊은 나이에도 직장에서 은퇴하여 가족 모두가 일본 요코하마에서 그의 고향인 오스트레일리아로 거주지를 옮겼다. 그곳으로 간 지 3년이 지나자 그녀의 간염 바이러스는 완전히 사라졌고, GOT와 GPT 효소 수치 모두 정상으로 되돌아왔으며, 혈액 속에서 바이러스는 물론 항체도 발견되지 않았다.

검사에 실수가 있을까 봐 여러 번 재검사를 했지만, 역시 결과는 똑같았다.

이 사실로 <u>B형 간염 보균자는 일평생 동안 계속 바이러스를 몸에 지닌 채 살아간다는 의학 상식이 여지없이 무너지고 말았다.</u> 돈자 씨에게 기적 같은 일이 발생한 것이다.

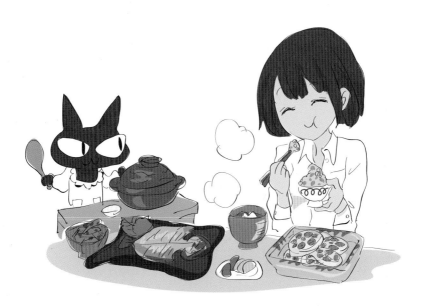

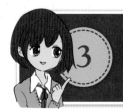

3 희망과 용기가 슈퍼치유력을 활성화시킨다

의사의 도움 없이 약을 일절 복용하지 않은 채 혼자의 힘으로 결핵을 완치시킨 한국의 안현필 씨. B형 간염 바이러스를 체내에서 일소하여 간염에서 회복된 일본의 돈자 씨. 두 사람 모두 의학 상식을 초월한 슈퍼치유력을 활성화시켜 질병에서 보란 듯이 회복되어 건강한 몸을 되찾았다.

안현필 씨가 혼자의 힘으로 결핵을 극복할 수 있었던 이유를 열거하면 이렇다. 책에서 정확한 지식을 습득한 점, 환경이 좋은 곳으로 거주지를 옮긴 점, 규칙적인 생활, 온천과 수영, 현미식사, 야채와 생선을 중심으로 한 식생활 개선에 신경을 쓴 것이 질병을 극복한 이유다.

그러나 가장 큰 이유는 무엇일까? 객관적으로 보면, 그에게 주어진 상황은 절망적이었다. 그는 당시 죽음의 질병으로 여기던 결핵에 걸렸다. 실제로 그의 형 2명은 결핵에 걸려 일본에서 유명한 의사들의 극진한 치료와 간호를 받으면서도 목숨을 잃었다. 더욱이 그에게는 의사에게 갈 돈은커녕 약값조차 지불할 돈이 없었다.

이 정도의 단계에 이르면 많은 사람이 포기하고 절망한다. 하지만 그는 용기를 내어 결핵과 투쟁할 결심을 했다. 여기에서 희망이 생겨난 것이다. 이 희망이 두 뇌를 활발하게 하여 교감신경과 부교감신경의 균형을 회복시킨 것은 아닐까?

그의 눈물겨운 노력으로 뇌, 면역계통, 내분비계통의 삼위일체가 균형을 갖춘 것이다. 원래 신체에 내재된 '특별한 약국'이 눈을 뜨고, 면역력을 향상시켜 결핵균을 격퇴시킨 것은 아닐까? 나는 그가 결핵을 극복할 수 있었던 가장 큰 원동력이 슈퍼치유력을 활성화시킨 '희망'이라고 생각한다.

한편, 돈자 씨가 B형 간염 바이러스를 격퇴시킬 수 있었던 이유는 책에서 정확한 지식을 습득한 점, 환경이 좋은 곳으로 거주지를 옮긴 점, 규칙적인 생활·산책, 육류를 줄인 점, 야채·어패류·현미식사를 중심으로 한 식생활 및 생활습관 개선이다. 돈자 씨의 경우는 안현필 씨의 경우와 놀라울 정도로 흡사하다.

그럼, 그녀가 질병에서 회복된 가장 큰 원인은 무엇일까? 자신도 암에 걸리지 않을까 하는 불안감에 강하게 매달렸던 신앙심이다. 신앙생활로 그녀는 마음의 평온을 되찾았고, 긍정적으로 생각하며 살아갔고, 질병과 투쟁할 용기와 희망을 가질 수 있었다고 생각된다. 안현필 씨와 마찬가지로 그녀도 '용기와 희망'이 슈퍼치유력을 활성화시킨 원동력이 된 것 같다.

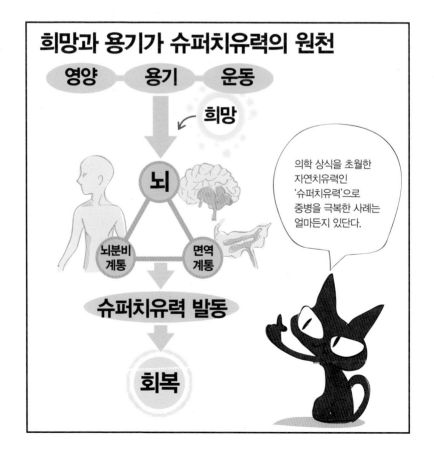

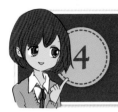

4 심리적 한계가 자연치유력을 저하시킨다

슈퍼치유력이 활성화되기만 하면 암, 결핵, 바이러스 감염 등 중병조차 완치될 수 있다. 하지만 이 슈퍼치유력은 특별한 경우에만 활성화된다.

예를 들어, 가라테(空手)의 달인은 맥주병을 손으로 내리쳐 깨뜨리고, 달려오는 자동차의 정면을 향해 달려가 뛰어오르는 등 보통 사람이 할 수 없는 기술을 발휘한다. 혹독한 훈련이 보통 사람인 그를 슈퍼맨이 되도록 변화시킨 것이지만, 아무리 많은 훈련을 했어도 본래 없던 능력이 갑자기 생겨날 리는 없다. 본래 그에게 내재되어 있던 초인적인 능력이 밑바탕이 되어 하루도 빼놓지 않고 혹독하게 훈련을 함으로써 초인적인 능력이 갖춰져 필요에 따라 자신의 의지대로 이끌어 낼 수 있었던 것이다.

'화재 현장에서의 무서운 힘'이라는 일본 속담이 있다. 화재 현장에서 자신을 망각할 정도로 몰입하여 정신을 집중하면, 뜻하지 않은 힘이 발휘되어 자기보다 월등하게 체중이 무거운 사람을 업고 나오는 행위 등을 말한다. 사실 의식적으로 근육을 사용할 때, 그 근육이 본래 지니고 있는 능력(생리적 한계)까지 100퍼센트 발휘한다는 것은 있을 수 없는 일이다. 근력을 생리적 한계까지 발휘하고 있다면, 근육은 피로에 지쳐 버린다. 그래서 뇌가 근육에 브레이크를 걸어 근육을 보호하고 있다. 이것이 심리적 한계다.

일본 나고야 대학의 야베 교수는 일반적으로 생리적 한계의 77퍼센트는 심리적 한계라고 보고했다. 여자는 '얌전하게 처신하라'고 교육을 받은 탓인지 심리적 한계가 낮다. 남자라도 심리적 한계가 생리적 한계의 50퍼센트일 수 있다. 그러나 평소에 근력을 사용하는 직업이나 생활을 하고 있는 사람은 90퍼센트가 되기도 한다.

훈련에 따라 심리적 한계를 생리적 한계로 접근할 수 있듯이 <u>마음을 단련하고 희망을 가짐으로써 내재된 치유력의 생리적 한계인 슈퍼치유력을 이끌어 낼 수 있는 것이다.</u> 비록 슈퍼치유력까지는 아니라도 적어도 <u>내재된 치유력을 상당히 향상시킬 수는 있을 것이다.</u>

하지만 좌절한다, 무기력해진다, 낙담하여 희망을 잃는다, 절망한다 등의 심리 상태가 되면 내재된 치유력이 점점 떨어져 버린다. 치유될 질병조차 치유되지 않게 되는 것이다. 유감스럽지만, 이런 경우는 흔하다. 그럼, 무엇이 내재된 치유력, 특히 면역력을 떨어뜨리는 것일까?

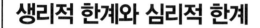

생리적 한계와 심리적 한계

화재 현장의 무서운 힘, 예상 밖의 힘

100퍼센트의 근력을 늘 사용하고 있으면 근육은 피로해 지쳐 버린다

무의식적인 힘

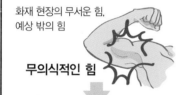

생리적 한계

의식적으로 근육을 사용하면, 그 힘을 100 퍼센트 발휘할 수 있다

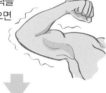

심리적 한계

뇌가 근육에 브레이크를 걸어 근육을 보호한다

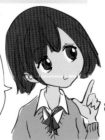

내재된 지유력이 저하되면 나을 질병도 낫지 않게 돼.

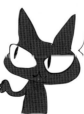

마음을 단련하여 희망을 가지면, 자연치유력의 생리적 한계인 '슈퍼치유력'을 활용할 수 있어!

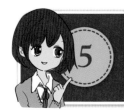

5 만성 스트레스가 질병의 원인이다

그것은 **만성(慢性) 스트레스**다. 한마디로 '스트레스'에는 **일과성(一過性) 스트레스**와 좀처럼 가시지 않는 만성 스트레스가 있다. **급성(急性) 스트레스**는 질병 저항력을 향상시킨다. 예를 들어, 스트레스를 받은 실험용 생쥐는 스트레스를 받지 않은 생쥐에 비해 2~4배나 저항력이 향상된다.

단, 이 향상된 저항력은 3주밖에 지속되지 않는다. 3주 후에는 저항력이 떨어지기 시작한다. 평균 수명이 2년인 생쥐의 3주는 수명이 100년인 사람으로 환산하면 2년에 해당한다.

사람들도 중요한 시험을 치를 때까지는 좀처럼 아프지 않다가 시험이 끝나고 긴장이 풀리는 순간 감기에 걸리는 수가 종종 있다.

이 책에서 다루고 있는 스트레스는 만성 스트레스다. 스트레스가 오래 지속되어 만성 스트레스가 되면, 심근경색, 뇌졸중, 위궤양, 고혈압, 비만, 당뇨병, 우울증, 알츠하이머병, 암, 감염증 등 온갖 질병에 쉽게 걸린다.

스트레스가 뇌의 신경세포 신호를 교란시키면, 신경세포에서 방출되는 전달물질 균형이 무너져 우울증, 불안 등 심리적인 질병이 쉽게 발생한다. 또 전달물질 불균형은 면역계통에도 영향을 끼친다.

스트레스가 계속해서 뇌를 공격하면, 내분비계통의 균형이 무너져 그때까지 균형을 유지해 오던 뇌, 면역계통, 내분비계통의 3각형 균형이 무너진다. 일그러진 3각형의 한 각이 면역계통이므로, 면역력이 떨어져 감염증과 암에 쉽게 걸린다.

스트레스에서 해방되지 않으면, 슈퍼치유력은 물론이고 통상적인 치유력조차 발휘할 수 없게 된다.

면역력과 내재된 치유력을 떨어뜨리는 가장 큰 원인은 지속적인 스트레스(만성 스트레스)지만, 그중에서도 가장 큰 스트레서(stressor)는 실망과 낙담이 지속되는 점이다. 한편, '희망'은 스트레스로 무너진 삼위일체의 균형을 본래의 정상적인 상태로 되돌려 놓는 역할을 한다.

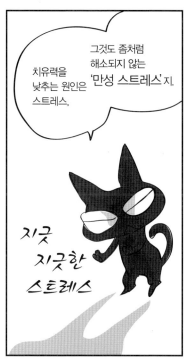

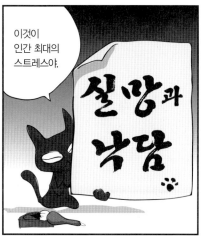

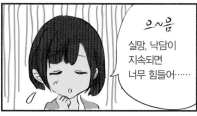

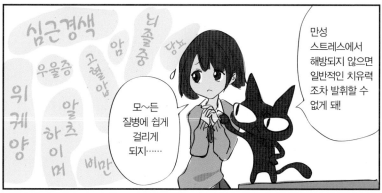

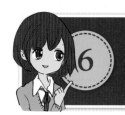

6 도대체 스트레스란 무엇인가

스트레스(stress)라는 말은 일상생활에서 흔히 사용하고 있지만, 원래는 물리학과 공학 분야에서 사용하는 용어다. 스트레스란 외부에서 어떤 물체에 압력을 가했을 때 그 물체에 '비뚤어진 모양, 변형된 모양'이 생기는 것을 지칭하는 말이다.

테니스 공을 예로 들어, 스트레스를 설명하면 이렇다. 테니스 공을 손으로 강하게 누르면 움푹 들어간다. 하지만 움푹 들어간 공은 그 순간부터 원래의 형태로 복원되려고 한다. 이처럼 공이 외부의 힘에 눌려진 상태를 스트레스라고 한다. 그리고 손가락으로 누르는 힘을 '스트레서(stressor=스트레스 요인)'라고 한다.

스트레스와 스트레서라는 말은 이 분야의 개척자인 캐나다 몬트리올 대학의 한스 세리에 교수가 의학 분야에 도입하면서 사용했다.

즉, 스트레서(스트레스 요인)가 신체에 가해지면, 우리 심신에 균형이 무너진다. 이것을 방치하면 스트레서의 중압감으로 심신이 짓눌려 질병에 걸리고 만다.

스트레서에 짓눌리지 않으려면 스트레서를 완전히 제거하여 심신의 불균형을 해소하는 것이 최선의 방법이다. 예를 들어, 방이 더우면 에어컨을 켠다, 추우면 난방을 한다, 피곤하여 졸리면 잠을 잔다 등의 일을 한다.

그러나 도로에서 자동차의 정체로 빠른 속도로 나아가지 못하거나 남편이 이야기를 잘 들어주지 않는 등 자신의 생각대로 되지 않을 수도 있다. 이처럼 현실에서는 스트레서를 완전히 제거할 최선의 방법을 취할 수 없는 경우가 종종 있다. 그러므로 심신이 스트레스가 야기한 불균형에 잘 적응할 수 있도록 요구된다. 이 요구를 스트레스 반응(이하 '스트레스'라고 함)이라고 한다.

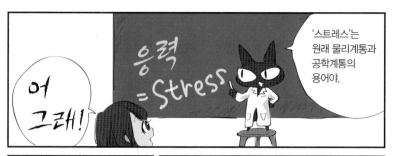

'스트레스'는 원래 물리계통과 공학계통의 용어야.

어 그래!

응력 =Stress

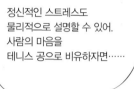

정신적인 스트레스도 물리적으로 설명할 수 있어. 사람의 마음을 테니스 공으로 비유하자면……

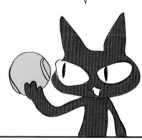

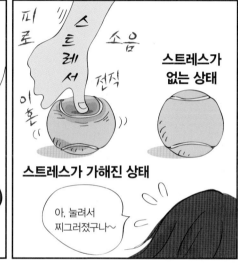

피로

스트레서

이혼

소음

전직

스트레스가 없는 상태

스트레스가 가해진 상태

아, 눌려서 찌그러졌구나~

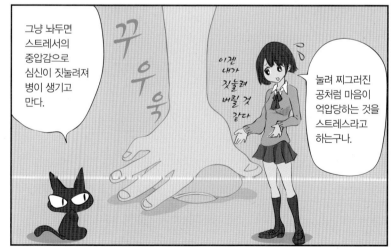

그냥 놔두면 스트레서의 중압감으로 심신이 짓눌려져 병이 생기고 만다.

꾸우울

이젠 내가 짓눌려 버릴 것 같다

눌려 찌그러진 공처럼 마음이 억압당하는 것을 스트레스라고 하는구나.

스트레서는 외부에서 신체에 가해진 자극을 말한다. 스트레서가 발생하는 심신의 불균형에 대한 적응이 스트레스 반응이다. 이것이 엄밀한 정의(定義)이지만, 일반적으로는 간소화하여 어느 쪽이든지 스트레스라고 한다.

본래 스트레스 반응은 우리를 스트레서에서 보호하는 방위 시스템이다. 하지만 스트레서가 지속적으로 짓눌러 만성 스트레스가 되면, 우리를 보호해야 할 스트레스 반응이 반대로 몸을 공격하여 피해를 준다. 이런 상태를 **스트레스 부하(負荷)**라고 한다.

스트레스를 스트레스 반응 단계에서 멈추게 하면 건강을 유지하는 데 플러스가 되지만, 그것이 도를 넘어 스트레스 부하가 걸리면 건강에는 마이너스가 되어 많은 질병이 발생한다.

일상생활에서의 사건이 스트레서가 되어 심신에 불균형이 발생한다. 이 불균형에 신체가 적응할 때 자연치유력이 강해지거나 약해진다. 이 자연치유력의 변화와 질병과의 관계를 밝히는 학문이 정신신경면역학(精神神經免疫學)인데, 현재 생명과학의 최첨단을 달리고 있다.

그럼, 어떻게 스트레스는 자연치유력에 악영향을 끼치는 것일까?

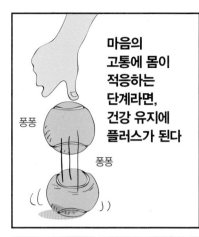

마음의 고통에 몸이 적응하는 단계라면, 건강 유지에 플러스가 된다

풍퐁

풍퐁

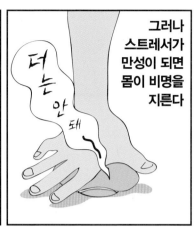

그러나 스트레서가 만성이 되면 몸이 비명을 지른다

더는안돼

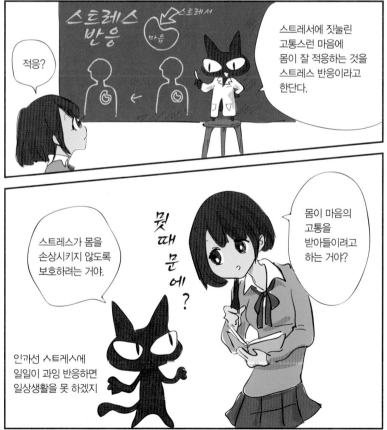

스트레스 반응

스트레서

마음

적응?

스트레서에 짓눌린 고통스런 마음에 몸이 잘 적응하는 것을 스트레스 반응이라고 한단다.

뭣 때문에?

몸이 마음의 고통을 받아들이려고 하는 거야?

스트레스가 몸을 손상시키지 않도록 보호하려는 거야.

인까선 스트레스에 일일이 과잉 반응하면 일상생활을 못 하겠지

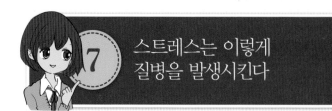

7 스트레스는 이렇게 질병을 발생시킨다

사랑하는 배우자의 사망, 이혼, 직장의 구조개혁, 지방으로 전근 등 스트레스의 종류는 헤아릴 수 없이 많다. 스트레스가 뇌를 직접 공격하면, 뇌의 신경세포에는 교란된 신호가 발생한다. 그렇게 되면 신경세포에서 방출되는 전달물질과 호르몬 균형이 무너진다. 전달물질과 호르몬의 불균형은 뇌와 면역계통에 악영향을 끼친다.

뇌에 대한 악영향은 기쁨, 슬픔, 분노, 즐거움 등 정서를 불안정하게 하여 사물을 올바로 판단할 수 없게 한다. 그러다 보니 상황판단을 그르쳐 실수나 실패를 더 자주 하게 된다. 이런 실수나 실패로 책임추궁을 당하기도 하고, 벌칙을 받음으로써 한 단계 더 높은 스트레스를 발생시킨다. 스트레스가 스트레스를 불러들이는 악순환이 계속되는 것이다.

그뿐만 아니라 스트레스는 뇌에서 기억을 담당하는 해마(海馬)에도 손상을 입힌다. 거듭되는 스트레스로 새로운 것을 이해하고 기억하는 학습능력이 저하되므로, 실수와 실패도 거듭되는 악순환에 빠지고 만다.

한편, 스트레스 때문에 전달물질에 불균형이 발생하여 부교감신경에 비해 교감신경이 압도적으로 우위에 서게 된다. 교감신경이 우위에 서면, 먼저 심장박동이 빨라지고, 혈관이 수축되며, 혈액이 쉽게 굳는다. 위와 장 활동은 억제되고, 동공은 확대되며, 식욕과 성욕은 감퇴한다. 이때 노르아드레날린, 아드레날린, 코티졸 등 호르몬이 대량으로 방출되어 내분비계통이 대혼란에 빠진다.

스트레스를 계속 받게 되면, 즉 스트레스가 만성화되면 그때까지 균형을 잘 유지해 오던 뇌, 면역계통, 내분비계통의 3각형 균형이 무너지고 만다.

무너진 3각형 균형의 한 각을 차지하는 것이 면역계통이다. 그러다 보니 면역 계통이 약해진다. 스트레스에서 해방되지 않으면, 슈퍼치유력은 물론이고 통상 적인 치유력조차 발휘되지 않는다. 강력한 스트레스에 계속 노출되면, 감염증과 암에 쉽게 걸리는 것도 바로 이 때문이다.

스트레스가 너무 강해지거나 만성화되면, 심리상태와 신체에 엄청난 변화를 초래한다. 그것은 어떤 변화일까?

심리상태의 변화로 긴장, 공격적인 성향, 불안, 불면증 등이 발생한다. 그리고 신체의 변화로 위통, 식욕부진, 어깨결림, 목·손발·허리의 통증, 두통, 현기증, 변비, 땀 배출 증가, 잦은 소변 등이 발생한다.

변화가 나타나는 방법은 사람마다 다르다. 어떤 사람에게는 긴장, 불안, 공격 적인 성향, 불면증 등을 발생시키지만, 다른 사람에게는 두통, 변비, 고혈압 등 을 발생시킨다. 즉, 그 사람의 가장 약한 부분에 나타나는 것이 스트레스의 특 징이다.

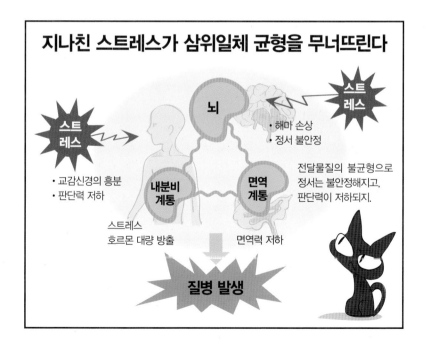

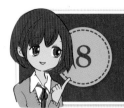

8 생명의 위험에서 보호하는 스트레스

스트레스가 너무 강하거나 만성화되면, 몸과 마음에 여러 가지 변화를 초래한다고 했다.

스트레스로 어깨가 뭉친다, 스트레스로 불안이 심해진다, 밤에도 제대로 잠을 못 잔다, 스트레스로 마구 먹었더니 뚱뚱해졌다 등은 우리가 흔히 듣는 말이다.

스트레스라는 말은 듣기만 해도 질병을 일으키는 원흉처럼 생각된다. 모두가 다 싫어하는 스트레스는 정말로 사람에게 좋지 않은 걸까?

생명을 위협할 정도의 강력한 스트레서가 우리를 엄습해 왔다고 하자. 이에 대처하려고 우리 몸에서는 분자, 세포, 생리학적 및 행동 차원에서 변화가 나타난다.

예를 들어, 어두운 밤 산길을 혼자서 걸어가고 있는데, 눈앞에 뱀이 나타났다. 또 산책을 하고 있을 때, 갑자기 자동차가 인도로 뛰어들었다. 어느 경우에나 우리는 순간적으로 몸을 돌려 피하려고 한다.

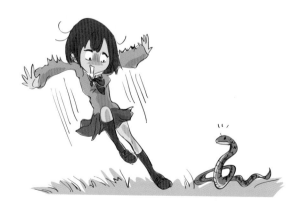

우리에게 생명의 위험이 닥치자마자 스트레스 반응이 시작된다. 스트레스는 위험에서 우리를 도피하게 할 뿐만 아니라, 위험이 닥쳤다는 사실을 전신에 알려 주는 '경보기' 역할도 하고 있는 것이다.

경보기가 울리면, 먼저 두려움이 엄습해 온다. 주의력이 극도로 향상되어 '싸울 것이냐 도망칠 것이냐' 하는 긴급사태에 재빠르게 대응하는 자세를 취하게 된다.

동시에 식욕, 성욕, 수면욕(睡眠慾) 등은 감퇴한다. 식사를 하거나 섹스를 하거나 잠들어 있으면 닥쳐오는 위험에서 도피하는 일도, 적군과 싸우는 일도 불가능하기 때문이다.

'뱀처럼 보이기는 하지만 어쩌면 구부러진 나무는 아닐까? 조금 더 상황을 지켜보자', '접근해 오는 자동차는 어쩌면 내 앞에서 방향을 트는 것은 아닐까?' 등여러 가지로 숙고하여 판단을 내릴 시간적인 여유가 없다.

너무 느긋하게 릴랙스했다면, 동물은 물론 다른 부족과 끊임없이 싸워야 했던 현대인의 조상은 살아남을 수 없었을 것이다. 현대인은 긴장감 속에 살다간 고대인의 자손이다.

모든 사람이 싫어하는 스트레스지만, 이것은 사실 <u>우리 생명을 위험에서 보호해 주는 경보기인 셈이다.</u> 우리가 생존하는 데 없어서는 안 되는 것이 바로 스트레스다.

그럼, 스트레스는 강할수록 좋은 것인가 하면 또 그렇지도 않다. 스트레스가 너무 강하면, 뇌의 흥분이 지속되어 진정되지 않는다. 불안하기 때문에 안절부절못하고, 침착성이 없어지며, 공부와 직장 일에도 집중할 수 없다. 게다가 몸에 악영향을 끼치는 불면증도 발생한다.

그렇다고 해서 경보기 소리가 너무 작으면 생명에 위험이 닥쳐와도 모르게 되어 위험에서 우리 몸을 보호할 수 없다.

<u>건강을 유지하려면 뇌가 계속 깨어 있는 상태도 아니고, 뇌가 지나치게 흥분하는 일도 없는 적당한 스트레스가 필요한 것이다.</u>

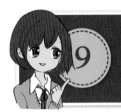

9 스트레스가 없는 생활도 스트레스가 된다

스트레스는 누구나 싫어하는 것이므로, 반드시 피해야 하는가? 아니다, 그렇다 하고 딱 잘라 말할 수는 없다. 책임이 무거운 일을 맡게 되었다고 하자. 여러분은 기대하고 있었던 일이라고 생각하는가? 그렇지 않으면 괴로운 일을 떠맡게 되었다고 느끼는가?

똑같은 자극이라도 그것을 부담스럽게 느끼는지, 그렇지 않는지는 그 사람의 성격과 사고방식에 따라 결정된다.

소극적인 사람에게는 커다란 스트레스가 될 수 있고, 적극적인 사람에게는 해볼 만한 일이라고 다짐하는 계기로 작용할지도 모른다. 또 다른 사람에게는 자극이 도전의식을 고취시키는 기폭제가 될 수도 있다.

스트레스가 없으면 삶이 즐거울 것 같지만, 그런 생활은 자극도 리듬도 목표도 없다.

내가 아는 한 사람은 생활하기에 충분한 돈도 은행에 저축되어 있고 해서 손자들의 뒷바라지라도 하려고 라스베이거스로 거주지를 옮겼다. 영어가 서툰 그는 집에서 손자들만 돌보다가 알츠하이머병에 걸렸는데, 그를 찾아온 옛 친구들조차 알아보지 못하게 되었다.

외형적으로는 편안한 생활, 남과 교제가 없는 고독한 생활에는 스트레스가 없을 것 같지만, 만사는 그렇게 단순하지 않다.

자극이 없는 생활은 본인도 모르는 사이에 커다란 스트레스가 된다. 이 스트레스가 그의 뇌 속에 있는 해마에 손상을 입혀 기억력을 갉아 먹어 버린 것이다.

<u>약간의 수고와 스트레스는 없어서는 안 될 인생의 양념이다.</u> 우리는 스트레스를

슬기롭게 대처해 나가는 최선의 방법을 익히면 되는 것이다.

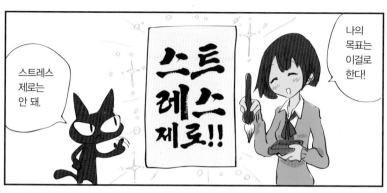

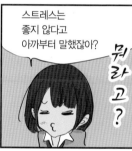

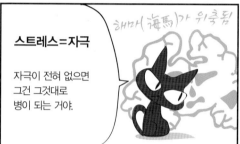

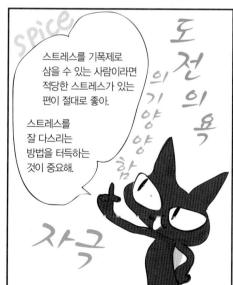

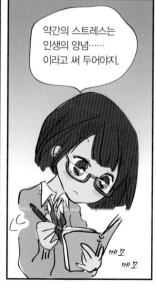

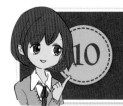

10 신체는 스트레스에 적응하게 되어 있다

스트레스에 노출되면, 신체는 어떻게 변화되는 것일까? 캐나다 몬트리올 대학의 한스 셀리에 교수는 스트레스를 받았을 때 나타나는 신체의 적응 반응을 **전신적응증후군(全身適應症候群)**이라고 하면서 그 과정을 멋지게 설명했다. 이것이 **스트레스학설**이다.

스트레스에 대한 신체의 적응 반응은 세 가지다. 첫 번째는 위궤양과 십이지장궤양이 발생한다. 두 번째는 바이러스와 싸우는 백혈구의 하나인 T세포를 훈련시키는 흉선(胸腺)이 위축된다. 세 번째는 부신피질(副腎皮質)의 비대(肥大)다.

스트레서는 직장에서의 대인관계, 업무상의 불만, 치열한 경쟁, 자녀 교육 문제, 출근시의 혼잡함, 더위와 추위 등 헤아릴 수 없이 많다. 하지만 스트레서에 대한 신체의 적응 반응은 이 세 가지뿐이다.

이유는 이렇다. 인생을 살아가면서 부딪치는 수많은 스트레서는 일단 스트레스 반응으로 바뀌고, 그다음에는 위궤양과 십이지장궤양, 심장병과 정신병 등 질병으로 나타난다.

스트레스학설에서는 스트레서에 대한 신체의 적응 반응을 시간의 경과에 따라 제1기 경고반응기, 제2기 적응기, 제3기 피로기로 분류하고 있다.

제1기 경고반응기는 신체가 갑자기 스트레서와 맞부딪쳤을 때로 전반부과 후반부로 나뉜다. 경고반응기 전반부를 **쇼크상(相)**이라고 한다. 스트레서에 신체가 아직 충분히 적응할 수 없는 상태다. 그러므로 충격을 받고 혈압과 혈당수치가 내려가고, 근육과 신경의 역할이 억제된다. 쇼크상은 스트레스에 저항력이 약한 상태, 즉 다른 말로 표현하자면 살아가는 능력이 저하된 상태다.

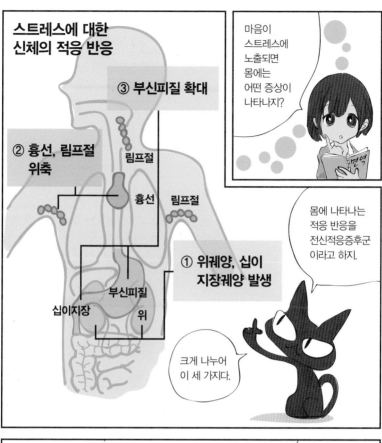

**스트레스에 대한
신체의 적응 반응**

③ 부신피질 확대

② 흉선, 림프절
위축

림프절

흉선   림프절

① 위궤양, 십이
지장궤양 발생

부신피질

십이지장   위

마음이
스트레스에
노출되면
몸에는
어떤 증상이
나타나지?

몸에 나타나는
적응 반응을
전신적응증후군
이라고 하지.

크게 나누어
이 세 가지다.

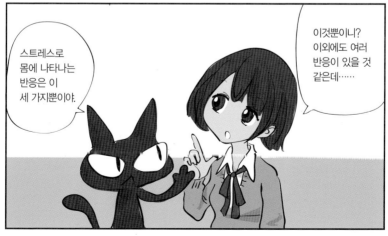

스트레스로
몸에 나타나는
반응은 이
세 가지뿐이야.

이것뿐이니?
이외에도 여러
반응이 있을 것
같은데……

경고반응기 후반부를 **반(反)쇼크상**이라고 한다. 삶에 대한 능력의 저하라는 것은 신체에 불합리한 상태이므로, 신체는 이런 상태에서 벗어나려고 한다. 먼저 교감신경계통이 우위에 서게 되고, 부신피질이 비대해지며, 부신피질 호르몬인 코티졸을 방출하여 스트레스에 저항하기 시작한다. 이렇게 함으로써 신체가 점차로 충격에서 회복되어 혈압과 혈당치가 상승하며, 근육과 신경의 활동이 왕성해진다.

반쇼크상에서는 직면하는 스트레서 저항력이 향상될 뿐만 아니라, 온갖 스트레서 저항력도 향상된다. 이것을 **교차저항(交差抵抗)**이라고 한다. 즉, 반쇼크상에서 신체의 방어력은 굉장히 강렬해지고, 삶에 대한 능력이 향상된다. 활력이 넘치는 상태다.

하지만 이 활기찬 상태는 언제까지고 지속되지 않는다. 스트레서에 계속 노출되면, 향상된 삶에 대한 능력이 일부에서 약해지기 시작한다. 이것이 제2기 적응기로 신체는 경고 반응을 발생시킨 특수한 스트레서에 대한 저항력은 유지할 수 있지만, 다른 스트레서 저항력은 약해진다.

그런데도 스트레서가 제거되지 않으면 어떻게 되는 것일까? 우리는 지나치게 일에 몰두하면 과로로 녹초가 되어 버린다. 이런 사실은 신체의 방어 기능에도 적용된다. 즉, 신체는 스트레서에 대한 방어에만 매달리다가 지쳐서 녹초가 되어 버린다.

이것이 제3기 피로기다. 이 시기에는 흉선과 림프절(節)이 위축되고 부신피질 역할이 저하되며, 체중이 감소한다. 마침내 신체는 에너지를 다 소진해 버리고 질병에 걸리며, 최후에는 사망에 이른다.

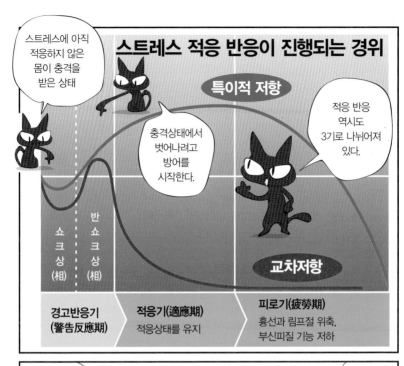

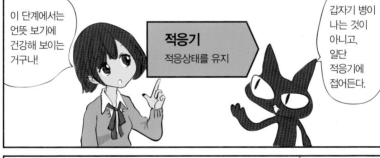

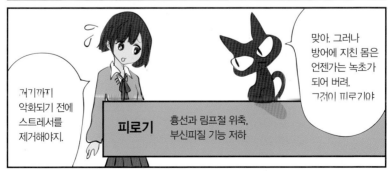

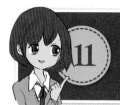

11 흉선 위축으로 류머티즘성관절염이 발생한다

흉선과 림프절이 위축되면, 대단히 난처한 일이 발생한다. 흉선은 심장보다 약간 위쪽에 있는 작은 장기(臟器)로, T세포를 훈련시키는 학교에 비유할 수 있다. 그것은 흉선이 미숙한 T세포를 훈련시켜 적군과 아군을 식별하는 능력을 갖추게 하여 성숙한 T세포로 만들기 때문이다.

또 림프절은 면역세포의 집합장소인데, 여기가 위축되면 당연히 면역력은 떨어지기 마련이다.

흉선이 위축되면 제대로 교육을 받은 T세포가 감소하기 때문에 체내에 침입한 적군을 체포하지 못하고 놓친다. 게다가 충분히 교육을 받지 못한 T세포는 외부 침입자뿐만 아니라, 아군도 식별하지 못하고 공격해 버린다.

이리하여 전신의 관절이 아픈 류머티즘성관절염, 뇌의 신경세포를 포함한 지방막(脂肪膜)이 침범 당함으로써 시각 이상과 보행장애 등 다방면으로 증상이 나타나는 다발경화증(多發硬化症), 피부와 얼굴에 붉은 얼룩이 생기는 전신성에리테마토데스(全身性 erythematodes), 면역세포가 췌장의 인슐린 생산세포를 파괴함으로써 발생하는 제1형 당뇨병 등 자가면역질환이 발생한다.

흉선 위축은 면역력을 떨어뜨릴 뿐만 아니라, 적군과 아군을 식별하는 능력조차도 잃게 만들기 때문에 매우 심각하다.

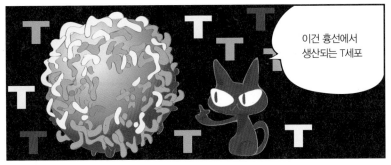

이건 흉선에서 생산되는 T세포

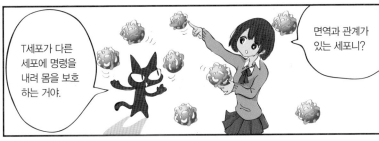

면역과 관계가 있는 세포니?

T세포가 다른 세포에 명령을 내려 몸을 보호하는 거야.

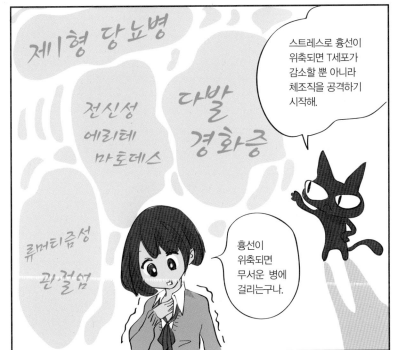

제1형 당뇨병

전신성 에리테 마토데스

다발 경화증

류머티즘성 관절염

스트레스로 흉선이 위축되면 T세포가 감소할 뿐 아니라 체조직을 공격하기 시작해.

흉선이 위축되면 무서운 병에 걸리는구나.

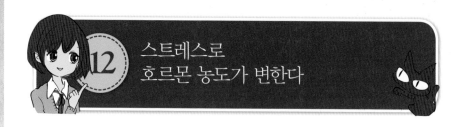

12 스트레스로 호르몬 농도가 변한다

스트레스는 사람에게 어떤 영향을 끼칠까? 이것을 알아보려고 초기 연구에서는 사람에게 전기 충격을 가하기도 하고, 사람 손을 얼음물 속에 담가서 스트레스를 발생시켜 혈액 속의 호르몬 농도 변화를 조사하기도 했다.

그러나 이런 연구는 너무나도 지나치게 인공적이라는 비판을 받았다. 얼음물이 가득 찬 양동이에 손을 담그는 것은 일상적인 생활에서 맞닥뜨리는 스트레스라기보다는 오히려 생명의 위험에 노출되는 상황과 트라우마(정신적 외상) 상황에 비교되기 때문이다. 그래서 다른 연구원은 실제생활에 근접한 상황에서 스트레스가 신체에 끼치는 영향을 조사하기로 했다.

스트레스를 받았을 때 사람의 내분비계통은 어떻게 변화할까? 이 질문에 대답하려고 노르웨이의 홀가 알신 박사는 낙하산 강하훈련을 받기 시작한 지 얼마 안 된 노르웨이 군대의 신병들을 대상으로 그들의 혈액 속 호르몬 농도 변화를 조사했다.

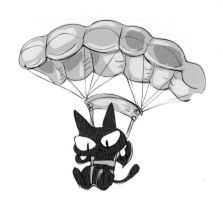

이 훈련에서 신병들은 밧줄에 접촉하는 쇠붙이장식이 부착된 특별 유니폼을 입고, 12미터 높이의 탑에서 아래로 드리워진 긴 밧줄을 따라 미끄러져 내려왔다. 신병들은 공중에서 떨어지는 자유낙하와 비슷한 촉감을 경험하기 때문에 목숨을 잃을 가능성이 낮다는 사실을 알면서도 처음 얼마 동안은 몹시 불안해했다. 알신 박사는 매회마다 뛰어내리기 전후에 그들의 혈액을 채취하여 호르몬 농도를 조사했다.

그 결과는 이렇다. 혈액 100밀리리터 속의 코티졸 수치가 비행 전에는 6마이크로그램이었는데, 첫 비행 직후에는 13마이크로그램으로 껑충 뛰어올랐다. 하지만 2회째의 비행에서는 8마이크로그램으로 갑자기 감소했고, 3회째에서는 6마이크로그램이라는 평상시의 수치로 회복되었다.

혈액 100밀리리터 속의 테스토스테론 수치는 비행 전에는 6.5마이크로그램이었는데, 첫 비행 직후에는 3마이크로그램으로 감소했다. 하지만 2회째의 비행에서는 6.5마이크로그램으로 회복되었다.

스트레스에 대처하려고 혈액 속에서 노르아드레날린과 코티졸은 급격히 증가한 반면, 테스토스테론은 감소했다. 성욕을 향상시켜 주는 테스토스테론은 사느냐 죽느냐 하는 위기적 상황에서는 불필요하다는 것이 감소의 이유다.

2회째의 비행부터 노르아드레날린과 코티졸은 감소했지만, 반대로 테스토스테론은 증가하여 어느 호르몬이나 거의 평상시 수치로 회복되었다. 이 사실로 보아 동일한 스트레스에 반복하여 노출되면, 그 상황에 익숙해져 더는 스트레스로 느끼지 않는다는 사실을 알게 되었다.

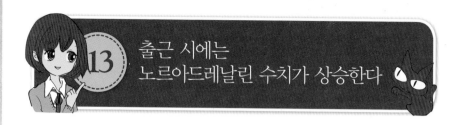

낙하산 강하훈련만큼 극적인 스트레스는 아니지만, 매일매일의 출근도 무시 못할 상황이다. 스웨덴에 있는 카롤린스카연구소의 마리 프랑켄 하우저 박사는 출근전철을 이용하는 승객 혈액 속의 노르아드레날린 수치를 측정했다.

그 연구에 따르면, 승객의 노르아드레날린 수치는 전철을 타지 않았을 때보다 23퍼센트 상승했다. 더욱이 통상적인 혼잡일 때보다 승객 수가 10퍼센트 더 증가한 승객의 노르아드레날린 수치는 65퍼센트나 상승했다.

또 승객의 노르아드레날린 수치는 전철을 타고 가는 시간이 길수록, 전철 안이 혼잡할수록 높다는 사실도 확인되었다. 이 사실로 보아, 승차시간의 길이와 혼잡은 출근 스트레스의 요인이 된다는 점을 알 수 있다.

도시 중심부에서는 매일 아침 출근전쟁이 벌어진다. 만원전철을 1시간이나 타는 출근은 흔한 일이므로, 전철로 출근하는 사람은 매일매일 상당한 스트레스에 노출되어 있는 셈이다.

공장의 노동에서도 상당한 스트레스가 발생하여 노르아드레날린이 방출된다. 공장에서 노동 1사이클의 길고 짧음과 스트레스의 관계를 조사했더니 노동 1사이클이 짧은 사람일수록 노르아드레날린 수치가 높았다.

그 점을 좀 더 상세하게 설명하면 이렇다. 노동 1사이클이 짧다는 것은 노동자가 똑같은 동작을 여러 번 반복해야 한다는 것이다. 이것이 노동자를 지루하게 만들어 스트레스가 된 것이다.

노동자에게 언제나 새로운 작업을 하게 하면 익숙하지 않기 때문에 스트레스가 되고, 똑같은 작업을 계속 반복시키면 스트레스를 받는다. 사람이란 참으로 이해하기 어려운 생물이다.

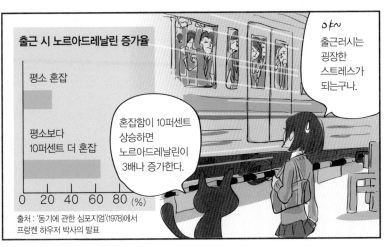

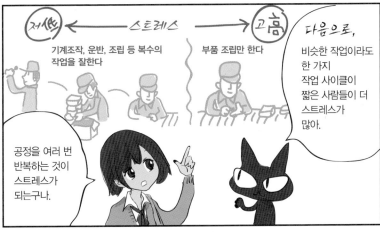

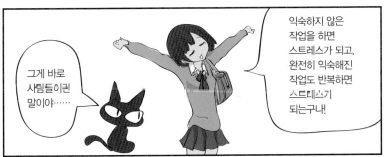

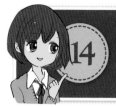

14 스트레스 때문에 발생하는 이코노미클래스증후군

전철을 이용하여 출근하는 것보다 더 많은 스트레스를 받는 것은 비행기를 이용하여 장거리를 이동하는 일이다. 누구나 장거리 비행기에서 내리면 피로를 강하게 느낀다. 좁은 장소에서 똑같은 자세로 장시간 앉아 있는 것은 고통스러워 스트레스가 된다. 게다가 혈액순환이 나빠지고, 스트레스로 혈액이 응고되는 혈전이 생기기 쉽다. 비행기 승객이 자리에서 일어선 직후에 호흡곤란과 동시에 쓰러질 때가 있다. 이것이 **심부정맥혈전증(深部靜脈血栓症)**이다.

모 전기회사에 근무하는 순자 씨(55세)는 외국회사와 공동으로 새로운 사업을 시작하려고 11시간 비행기를 타고 네덜란드 암스테르담에서 일본 나리타까지 비행했다. 그런데 공항에 도착한 순간 얼굴이 창백해지면서 쓰러졌다. 곁에 있던 객실 승무원이 즉시 그녀를 의자에 앉히자마자 정신을 잃고 경련을 일으키기 시작했다.

그녀는 나리타 공항에서 적십자병원으로 운송되어 심부정맥혈전증 진단을 받았다. 다행히도 그녀는 치료를 받고 3주 후에 퇴원했다. 하지만 퇴원 후 8개월이 지났음에도 여전히 그녀는 혈전용해제(血栓溶解劑)를 매일 복용하고 있다.

심부정맥혈전증은 좁은 좌석에 장시간 앉아 있으면 발생하기 쉬운 증상으로, 흔히들 **이코노미클래스증후군**이라고 한다. 오해를 사기 쉬운 명칭이지만, 비즈니스석 이용객도 안심은 할 수 없다. 이 피해를 입은 그녀도 비즈니스석을 이용하고 있었던 것이다.

일본에서는 해마다 약 4000건의 심부정맥혈전증 환자가 발생한다. 발생자 평균연령은 61세. 성별로는 남성에 비해 여성이 10배나 더 많이 발생한다. 비행시간은 8~13시간이 많다.

　그럼, 어떤 사람에게 발생하는 것일까? 발생자의 특징은 비행기가 출발할 때부터 도착할 때까지 한 번도 자리에서 일어선 적이 없다는 점이다. 특히 통로 쪽이 아닌 자리에 앉아 있는 여성은 화장실에 가는 것조차 꾹 참으며 자리를 뜨지 않는 경향이 있다. 이런 이유로 여성 발생자가 남성보다도 압도적으로 많은 것이리라. 국제선 비행기를 장시간 탈 때는 통로 쪽 자리에 앉아 기회를 봐서 통로를 걷기도 하고, 화장실 곁의 공간에서 몸을 쭉 펴거나 굽히는 간단한 운동을 자주 하여 혈액순환을 원활하게 하는 것이 좋다. 그리고 혈전을 예방하려면 수분을 충분히 보충하고 술은 마시지 않도록 한다. 특히 여성들은 스타킹을 신어 발을 따뜻하게 하는 것도 잊지 말아야 한다.

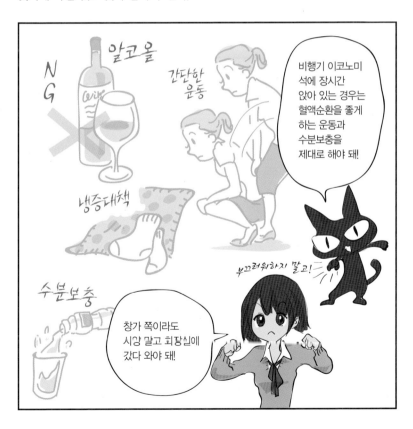

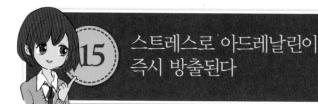

우리를 위기에서 보호해 주는 스트레스 반응에는 재빠르게 대응하는 제1진(陣)과 느긋하게 반응하는 제2진이 있다.

제1진은 스트레스에 신속하게 반응하는 자율신경계통의 반응이다. 교감신경이 흥분하여 부신을 자극하며, 첫 번째 스트레스 호르몬인 아드레날린을 방출한다.

아드레날린은 다음과 같은 생리적인 변화를 초래한다. 먼저 심장박동 수를 높이고, 뇌와 근육으로 대량의 혈액을 흘려보낸다. 평소보다 더 많은 산소를 공급받은 근육은 신속하게 움직인다. 기관지가 확장되고, 산소가 대량으로 폐로 흘러들어가 뇌와 근육을 중심으로 공급된다. 평소보다 뇌에 더 많은 산소가 공급되어 정신이 맑아지고 주의력이 향상된다.

게다가 아드레날린은 간에 작용하여 축적된 글리코겐을 포도당으로 분해해서 혈당치를 높일 뿐만 아니라, 축적된 지방을 지방산으로 분해하여 언제든지 포도당을 보충할 수 있도록 한다. 혈액 속으로 방출되는 포도당 덕분에 우리는 피로를 느끼지 못하고 힘을 발휘할 수 있는 것이다.

화재 현장의 엄청난 힘과 위험한 도로를 아장아장 걸어가는 아이를 구하려고 무서운 속도로 달려 나가는 엄마는 모두 아드레날린 덕분에 엄청난 일을 해낼 수 있었던 것이다.

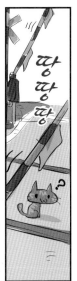

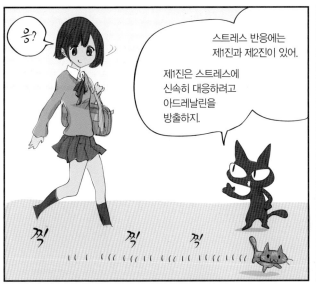

응?

스트레스 반응에는
제1진과 제2진이 있어.

제1진은 스트레스에
신속히 대응하려고
아드레날린을
방출하지.

땅
땅
땅

?

찍   찍   찍

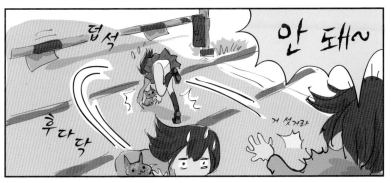

덥석

안 돼~

후다닥

거 섯거라

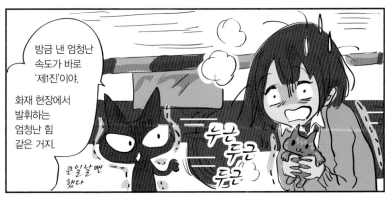

방금 낸 엄청난
속도가 바로
'제1진'이야.

화재 현장에서
발휘하는
엄청난 힘
같은 거지.

두근
두근
두근

큰일날 뻔
했다

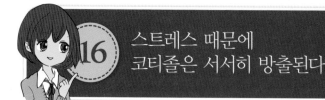

16 스트레스 때문에 코티졸은 서서히 방출된다

제2진의 느긋한 스트레스 반응은 '시상하부(視床下部)-뇌하수체(腦下垂體)-부신축(副腎軸=HPA축)'의 활성화로 발생한다.

이 반응은 스트레스를 받은 뇌가 시상하부에서 CRH(부신피질자극 호르몬 방출인자) 호르몬을 방출하는 것에서 시작된다. CRH를 공급받은 뇌하수체가 흥분하여 ACTH(부신피질자극 호르몬)를 방출한다. ACTH는 혈액순환으로 멀리 떨어진 부신에 도달하는데, 자극을 받은 부신이 두 번째 스트레스 호르몬인 코티졸을 방출한다.

코티졸의 첫 번째 역할은 아드레날린 방출로 소진된 에너지를 보충하는 것이다. 음식을 글리코겐과 지방으로 변환시켜 간과 복부 주변에 저장한다.

코티졸은 기운 나게 할 뿐만 아니라, 에너지를 보충하려고 배고픔을 느끼게 한다. 스트레스가 많은 사람이 마구 먹어 대는 것도 이런 이유 때문이다.

코티졸은 위기에 처해 있는 신체에 포도당을 공급하려고 간에서 아미노산을 포도당으로 변환시킨다. 이 아미노산은 근육, 림프조직, 결합조직 등 단백질을 분해하여 만든다. 이 때문에 코티졸이 끊임없이 방출되면, 근육통이 생기거나 면역력이 떨어져 질병에 쉽게 걸린다.

게다가 인슐린 역할이 억제되어 고혈당으로 바뀌며, 지방이 증가하여 살도 찐다.

그래서 우리 체내에는 <u>코티졸이 과잉으로 방출되지 않도록 조절하는 시스템이 갖춰져 있다</u>. 즉, 부신에서 방출된 코티졸을 혈액순환으로 뇌로 흘려보낸다. 그리고 코티졸 수치가 올라간 사실을 감지한 뇌하수체는 코티졸 방출을 억제함으로써 코티졸을 평상시 수치로 회복시킨다. 이것을 **부(負)피드백**이라고 한다.

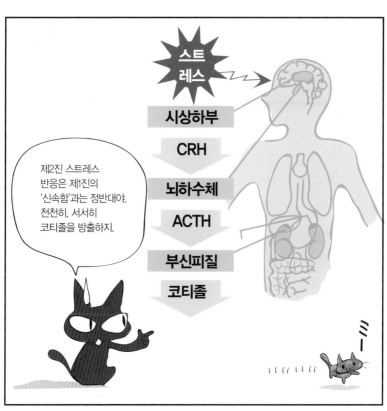

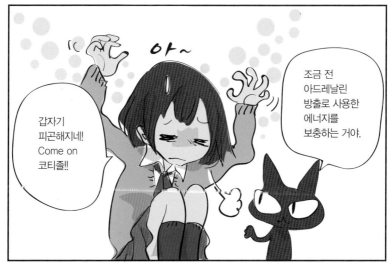

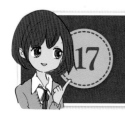

17 생존에 꼭 필요한 코티졸

사업상 스트레스와 집안의 걱정거리 등 여러 가지 고민으로 애태우던 사람이 하루 밤새 갑자기 머리가 하얗게 변하는 경우가 있다. 이것은 왜 그럴까?

스트레스가 장기간 지속되면 뇌하수체는 ACTH 생산에만 몰두하여 다른 귀중한 호르몬 생산을 소홀히 하게 된다. 즉, 정소(精巢)와 난소(卵巢)를 자극하는 호르몬과 성장호르몬, 모발의 흑색 색소를 충분히 생산하지 않는 것이다. 이 때문에 난소와 정소는 위축되고, 키의 성장은 멈추며, 검은 머리는 하얗게 된다.

더구나 코티졸이 계속 방출되면 면역력도 떨어진다. 그럼, 코티졸은 나쁜 호르몬일까? 결코 그렇지 않다. 신체에 유해한 물질을 군이 호르몬으로 만들 리는 없다.

코티졸이 없으면 저혈당과 저혈압이 되어 마침내 혈액순환이 멈추게 된다. 코티졸이 없으면 우리는 죽는다. 예를 들어, 생쥐를 추운 곳에 방치하면 약해져 죽지만, 코티졸을 주사하여 두면 오랫동안 생존한다. 코티졸은 사람을 포함한 포유류의 생존에 없어서는 안 되는 호르몬인 것이다.

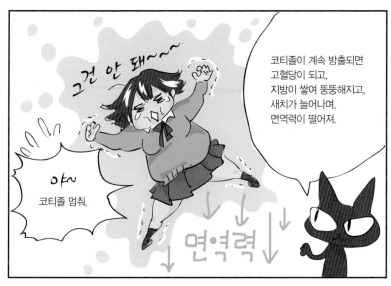

그건 안 돼~~~

코티졸이 계속 방출되면 고혈당이 되고, 지방이 쌓여 뚱뚱해지고, 새치가 늘어나며, 면역력이 떨어져.

OK~
코티졸 멈춰.

면•역•력

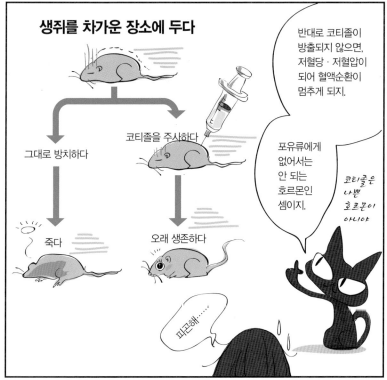

생쥐를 차가운 장소에 두다

코티졸을 주사하다

그대로 방치하다

죽다

오래 생존하다

반대로 코티졸이 방출되지 않으면, 저혈당·저혈압이 되어 혈액순환이 멈추게 되지.

포유류에게 없어서는 안 되는 호르몬인 셈이지.

코티졸은 나쁜 호르몬이 아니야

피곤해……

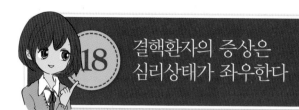

18 결핵환자의 증상은 심리상태가 좌우한다

오늘날에 스트레스가 자연치유력(면역력)을 떨어뜨린다는 사실이 밝혀졌지만, 그것을 이해하기까지는 상당한 시간이 걸렸다. 그 계기는 바로 결핵환자의 관찰과 우주비행사의 림프구 수치 변화다. 먼저 결핵환자의 사례부터 살펴보자.

결핵은 20세기 초 일본에서 맹위를 떨치며 많은 사망자를 낸 '죽음의 병'이다. 일본 오사카에서 폐결핵환자를 치료하던 이시가미 토오루는 환자의 증상이 어떤 때는 예상보다 악화되고, 어떤 때는 예상보다 호전된다는 사실을 알게 되었다.

환자의 '심리상태'가 감염증의 치료 과정에 강력한 영향을 끼친다고 이시가미 의사는 확신했다. 결핵은 가늘고 긴 막대기 형태의 결핵균이 일으키는 감염증임을 알고 있었기 때문이다.

정신신경면역학이 아직 탄생하지 않았던 당시에는 이 현상을 과학적으로 설명할 수는 없었다. 그럼에도 1919년 그는 과감하게 결핵환자의 증상은 환자 본인의 '심리상태'가 크게 좌우한다는 논문을 결핵 전문지에 발표했지만, 크게 주목받지는 못했다(T. Ishigami, Am. Rev. Tubercu, 2, 470, 1919).

현대의 생명과학 지식을 활용하면 이 불가사의하게 보였던 현상은 다음과 같이 이해할 수 있다.

<u>희망이 있는 사람은 뇌가 활성화되어 교감신경과 부교감신경이 균형을 이루고, 삼위일체 균형이 갖춰져 자연치유력을 활성화시킨다.</u> 특히 강화된 면역계통이 결핵균을 격퇴시킨다.

반면, <u>낙담과 실망은 강력한 스트레스가 되어 뇌를 직접 공격하여 교감신경과 부교감신경의 균형을 무너뜨린다.</u> 그러면 삼위일체의 균형이 무너지고 면역계통이

약해져 결핵균이 증식하여 상태는 더 악화된다. 환자 자신의 심리상태가 치유력을 좌우하는 것이다.

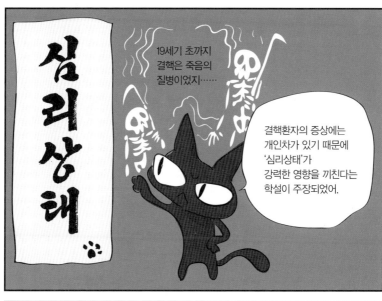

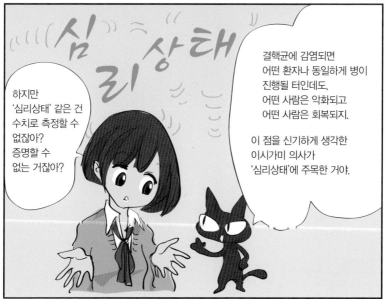

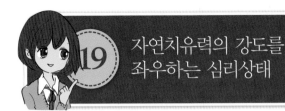

19 자연치유력의 강도를 좌우하는 심리상태

다음은 NASA(미국항공우주국)의 의료 연구팀이 조사한 우주비행사의 림프구 수치 변화다.

이것은 '심리상태'가 면역계통의 강약에 강력한 영향을 끼친다는 점을 데이터에 근거하여 발표한 최초의 연구다.

1972년 NASA의 크레이그 횟셔 박사는 우주비행사의 림프구 수치 변화를 조사했다. 출발하기 전과 귀환한 당일에 우주비행사의 림프구 수치는 감소했지만, 귀환한 후 하루가 지나자 다시 상당히 증가했다.

이 사실로 보았을 때 육체적·정신적으로 고도로 단련된 우주비행사라도 우주비행이라는 미지의 공간으로 떠나는 여행은 엄청난 스트레스로 작용하여 면역계통이 강력하게 억제된다는 사실이 밝혀졌다.

그 후의 연구에서 우주비행사의 림프구 수치 변화를 더욱더 심도 있게 조사했는데, 가장 스트레스가 높은 대기권 재돌입 때만 백혈구와 호중구의 수치가 증가했다. 생명을 위협할 정도의 강력한 스트레스 때문에 면역력이 일시적으로 강해진다는 사실은 합리적이다.

또 면역력의 강도는 림프구 수치뿐 아니라, 바이러스(항원)와 반응한 림프구가 얼마큼 분열·증식하는지로도 알 수 있다.

우주비행사가 지구로 귀환한 후 3일간은 림프구의 분열·증식하는 능력이 저하되었던 것이다. 우주에 있는 동안 우주비행사의 면역력은 그만큼 약해져 있었다.

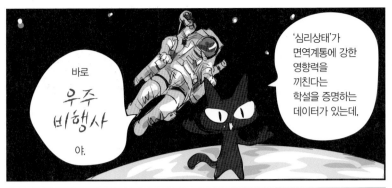

바로

**우주
비행사**

야.

'심리상태'가
면역계통에 강한
영향력을
끼친다는
학설을 증명하는
데이터가 있는데,

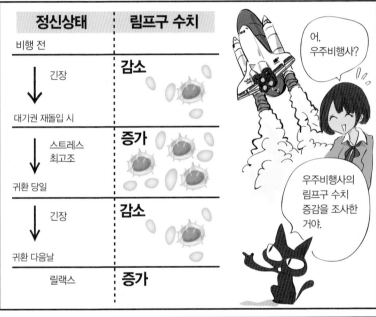

정신상태	림프구 수치
비행 전	
↓ 긴장	**감소**
대기권 재돌입 시	
↓ 스트레스 최고조	**증가**
귀환 당일	
↓ 긴장	**감소**
귀환 다음날	
릴랙스	**증가**

어,
우주비행사?

우주비행사의
림프구 수치
증감을 조사한
거야.

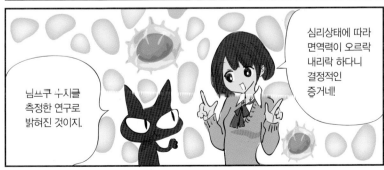

님쯔구 수지글
측정한 연구로
밝혀진 것이지.

심리상태에 따라
면역력이 오르락
내리락 하다니
결정적인
증거네!

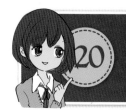

20 스트레스의 강도를 측정하다

스트레스는 자연치유력을 떨어뜨리지만, 스트레스 없이 인생을 살아갈 수는 없다. 할 일이 없어서 한가하게 살아가는 인생은 외형적으로는 그럴듯하게 보이지만, 실상은 그렇지 않다. <u>과로도 스트레스지만, 그 반대로 할 일이 없는 것도 엄청난 스트레스가 된다.</u>

일본의 요코하마 노동감독청은 '회사 내에서 할 일을 주지 않아 스트레스 때문에 우울증에 걸렸다'고 이의신청한 2명의 남자사원에게 산재(産災)를 인정했다. 이들은 사내에서의 왕따가 원인이 되어 두통과 메스꺼움 증상이 나타나 우울증을 진단받았던 것이다.

이 사례는 극단적으로 일이 없는 것도 커다란 스트레스가 될 수 있음을 여실히 보여 준다.

일상생활에서든 직장에서든 정도의 차이는 있지만 스트레스는 반드시 발생한다. 그렇다고 건강을 심하게 해치지는 않는다. 그것은 스트레스에 잘 적응하고 있기 때문이다.

스트레스가 건강을 심하게 해치는 경우는 한꺼번에 과도한 스트레스가 집중될 때, 스트레스가 쌓이고 쌓여 누적될 때, 스트레스에 장기간 노출될 때(만성 스트레스)다.

스트레스의 강도를 측정하고 싶은가? 이 연구의 개척자는 워싱턴 대학의 토머스 홈즈 교수팀으로, 다음과 같이 스트레스 강도를 수치화했다.

먼저 그들은 5000명 이상의 남녀를 면접한 후 신체에 질병이 발생하기에 앞서 일상생활에서의 사건 43개 항목을 스트레서로 선택했다.

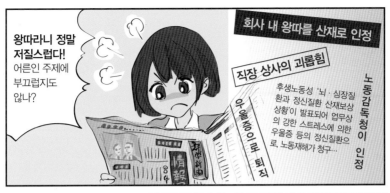

왕따라니 정말
저질스럽다!
어른인 주제에
부끄럽지도
않나?

회사 내 왕따를 산재로 인정

직장 상사의 괴롭힘

후생노동성 '뇌·심장질
환과 정신질환 산재보상
상황'이 발표되어 업무상
의 강한 스트레스에 의한
우울증 등의 정신질환으
로, 노동재해가 청구...

노동감독청이 인정

우울증으로 퇴직

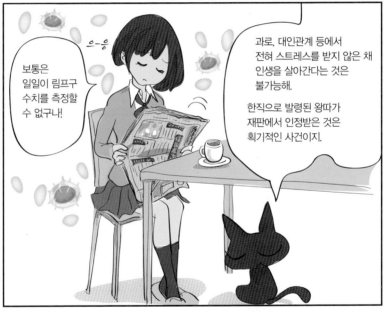

보통은
일일이 림프구
수치를 측정할
수 없구나!

과로, 대인관계 등에서
전혀 스트레스를 받지 않은 채
인생을 살아간다는 것은
불가능해.

한직으로 발령된 왕따가
재판에서 인정받은 것은
획기적인 사건이지.

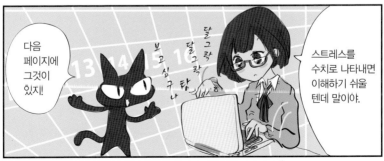

다음
페이지에
그것이
있지!

스트레스를
수치로 나타내면
이해하기 쉬울
텐데 말이야.

이어서 결혼생활을 하는 데 필요한 부담을 50점(기준점)으로 하여 각각의 항목이 몇 점의 스트레스에 해당하는지 평가해서 스트레스 척도표를 작성했다.

이 척도표에 따르면, 가장 강한 스트레스는 '배우자의 사망'이다. 그 다음으로 '이혼, 별거, 구치소 생활, 친족의 사망' 순이다. 직장과 관련된 스트레스로는 '해고, 은퇴, 새로운 직장의 적응'이 상위를 차지하고 있다.

이런 스트레스는 제각기 독립적으로 오는 것이 아니라, 종종 한꺼번에 집중적으로 몰려오기도 한다. 그러므로 각각의 스트레스 점수는 낮아도 몇 가지가 한꺼번에 집중적으로 몰려오면 우리를 짓누르기에 충분한 스트레스가 될 수 있다.

스트레스 척도표를 이용하여 어떤 개인이 1년간 얼마큼 스트레스를 받는지 수치화할 수 있다. 1년간 겪은 스트레스 총 점수가 300점을 초과한 사람의 79퍼센트가 1년 이내에 질병에 걸렸다. 또 총 점수가 150~300점인 사람의 51퍼센트, 150점 미만인 사람의 37퍼센트가 질병에 걸렸다.

홈즈 교수는 어떤 환자의 스트레스 척도와 질병관계를 10년간에 걸쳐 추적 조사했다. 이 환자는 1955년에는 스트레스 총 점수가 300점으로 우울증, 1960년에는 280점으로 대량의 출혈을 수반하는 전립선염, 1963년에는 300점을 초과하여 중증 편도염에 걸렸다.

이것으로 정신적인 스트레스와 신체 질병과는 밀접한 관련이 있음을 알 수 있다. 여러분의 스트레스 척도 점수는 총 몇 점이나 될까?

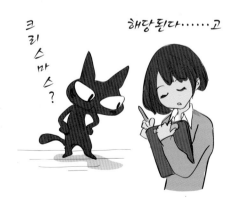

크리스마스?

해당된다……고

홈즈 교수의 생활 속 사건과 스트레스 강도

생활 속 사건	스트레스 수치	생활 속 사건	스트레스 수치
배우자 사망	100	자녀 독립 또는 가출	29
이혼	73	친인척과 트러블	29
배우자와 별거	65	특별한 업적	28
구치소 생활	63	아내의 취업과 직장 은퇴	26
친족 사망	63		
자신의 질병과 장애	53	입학과 졸업	26
결혼생활	50	생활상황의 변화	25
직장에서 해고	47	습관 변화	24
부부 간 화해	45	직장 상사와 트러블	23
직장에서 은퇴	45	업무시간과 조건 변화	20
가족성원의 질병	44	거주지 변화	20
임신	40	학교 변화	20
성 문제	39	레크리에이션 변화	19
새 식구	39	교회 활동 변화	19
새로운 직장의 적응	39	사회 활동 변화	18
경제상황의 변화	38	1만 달러 이하의 빚	17
친구의 죽음	37	잠자리 습관 변화	16
업무 내용의 변화	36	가족의 단란한 횟수 변화	15
배우자와 말다툼 횟수 변화	35	식생활 변화	15
1만 달러 이상의 빚	31	휴가	13
저당 또는 카드론 실효	30	크리스마스	12
업무상 책임 변화	29	사소한 법률 위반	11

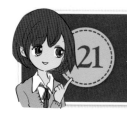

21 스트레스가 심장병을 일으킨다

우울한 기분이 오래 지속되는 만성 스트레스가 심근경색의 최대 원인이라는 사실이 많은 연구로 밝혀졌다. 예를 들어, 적개심이 강한 A형은 보통 사람에 비해 협심증과 심근경색이 발병할 확률이 3배나 더 높다.

만성 스트레스가 심장병을 일으키는 것으로, 이것은 활성산소와 관련되어 있다. 즉, 직장에서 대인관계와 가정 내에서 트러블 등 만성 스트레스가 있으면, 위염과 위궤양이 발생하기 쉽다. 이것은 스트레스로 발생한 활성산소가 위 점막세포를 공격하여 파괴하기 때문이다.

이 사실로 활성산소가 심장병을 일으킨다는 시스템도 이해하게 되었다. 먼저 활성산소가 혈관을 보호하고 있는 내피(內皮)세포에 손상을 입혀 염증을 일으킨다. 그다음에는 염증을 발견하고 면역세포의 하나인 매크로파지가 몰려온다. 더욱이 활성산소는 LDL(저비중리포단백질)을 산화시킨다.

산화된 LDL을 매크로파지가 먹어 치워 뒤룩뒤룩 살이 찌면 동맥 벽에 계속 축적되어 혈관을 좁히고 탄력도 저하된다. 그러면 동맥경화가 발생하여 혈압도 올라간다. 그리고 최종적으로는 심장마비로 쓰러진다. <u>심장병의 주된 원인은 만성 스트레스다.</u> 콜레스테롤은 보조 역할에 지나지 않는다. 아무리 콜레스테롤 수치를 낮추는 약을 복용해도 심장마비를 줄일 수 없는 것은 바로 이 때문이다.

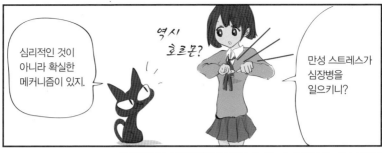

심리적인 것이 아니라 확실한 메커니즘이 있지.

역시 호르몬?

만성 스트레스가 심장병을 일으키니?

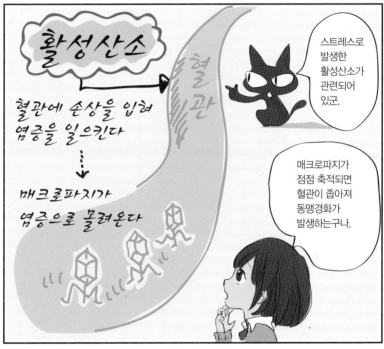

활성산소

혈관

혈관에 손상을 입혀 염증을 일으킨다

↓

매크로파지가 염증으로 몰려온다

스트레스로 발생한 활성산소가 관련되어 있군.

매크로파지가 점점 축적되면 혈관이 좁아져 동맥경화가 발생하는구나.

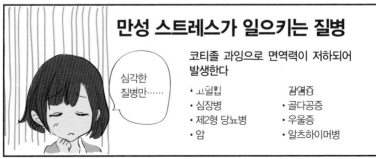

만성 스트레스가 일으키는 질병

심각한 질병만……

코티졸 과잉으로 면역력이 저하되어 발생한다

- 고혈압
- 심장병
- 제2형 당뇨병
- 암

감염증
- 골다공증
- 우울증
- 알츠하이머병

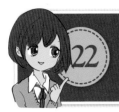

22 스트레스가 제2형 당뇨병을 발생시킨다

코티졸은 신체에 에너지가 필요할 때 근육과 뼈 단백질을 분해하여 에너지원(源)인 포도당을 공급하기 때문에 단기적으로는 신체에 유리하게 작용한다. 그러나 코티졸 수치가 오랫동안 상승하면 고혈당이 되고, 당뇨병도 쉽게 발생한다.

워싱턴 대학의 피터 비타리아 교수는 만성 스트레스가 인슐린 효과를 나쁘게 하여 제2형 당뇨병을 발생시키는 위험인자라고 밝혔다. 비타리아 교수는 알츠하이머병 배우자를 간호하는 건강한 사람(47명)과 간호하지 않는 건강한 사람(77명)의 혈액 속 코티졸, 포도당, 인슐린 수치를 조사했는데, 간호하는 사람은 간호하지 않는 사람에 비해 수치가 현저하게 높게 나타났다.

비타리아 교수는 이렇게 말했다. "간병인은 두려움과 불안을 안고 살아가기 때문에 기분이 쉽게 울적해진다. 이것이 만성 스트레스가 되어 혈액 속 코티졸 농도를 높여 당뇨병에 걸릴 확률을 증가시킨다."

이런 중요한 논문이 발표되었음에도 여전히 만성 스트레스가 당뇨병 원인임을 이해하는 사람이 많지 않다. 이 때문에 당뇨병 대책은 오로지 다이어트와 운동이라고 생각하는 경향이 있다.

일본에서 제2형 당뇨병으로 추정되는 사람이 1997년 690만 명에서 2012년 950만 명으로 증가했고, 알츠하이머병을 간호하는 사람도 증가했다. 이런 상황은 미국과 너무나 흡사하다.

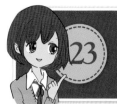

23 스트레스가
우울증, 감염증, 암을 발생시킨다

　만성 스트레스는 코티졸을 끊임없이 방출시켜 면역력을 떨어뜨린다. 이 때문에 감염증, 암에 쉽게 걸린다.

　또 만성 스트레스에 시달리면 기분이 울적해져 우울증에 걸리기 쉽다. 우울증에 걸리면, 질병에 대한 저항력이 떨어진다. 이것은 우울증환자는 림프구 증식능력이 낮고, NK(내추럴킬러)세포의 역할이 저하되어 있다는 사실로도 알 수 있다.

　'배우자의 사망', '이혼' 등 만성 스트레스에 노출되면, 기분이 울적해져 우울증이 생긴다. 많은 연구에서 우울증을 경험한 사람이 그렇지 않은 사람에 비해 암 사망률이 더 높다는 사실이 확인되었다.

　이것은 만성 스트레스가 우울증을 일으키고, 우울증이 스트레스가 되어 암에 대한 저항력을 떨어뜨린다는 점을 보여 준다. 우울증환자의 질병에 대한 저항력이 떨어지는 것은 만성 스트레스로 HPA축의 활성화가 지속되고, 코티졸이 계속 방출됨으로써 코티졸 과잉이 되어 저항력을 동원하는 군대인 면역력을 떨어뜨리기 때문이다.

　이처럼 코티졸 방출량이 면역력을 조절하고 있는 셈이다.

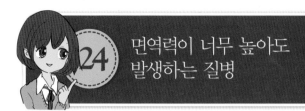

24 면역력이 너무 높아도 발생하는 질병

만성 스트레스가 면역력을 떨어뜨린다는 사실은 잘 알려져 있지만, 반대로 만성 스트레스가 면역력을 너무 높일 수도 있다는 사실은 잘 모른다. 면역력이 너무 높으면 면역세포는 적군이 없는데도 계속 활성산소를 방출하여 정상적인 조직에 손상을 입혀 염증을 일으킨다. 이것은 건강에는 커다란 마이너스 요인이 된다.

여러분이 의외라고 생각하는 것도 무리는 아니다. 면역력은 높을수록 좋다고 이야기하는 책이 많은데, 그것은 엄청난 잘못이다.

코티졸은 면역계통이라는 군대가 폭주하여 신체를 망가뜨리지 못하도록 브레이크를 건다. 코티졸의 방출이 너무 적으면, 이 브레이크가 잘 듣지 않게 되어 면역계통이 너무 강해진다. 이것이 면역계통의 폭주다.

면역력이 너무 높아 발생하는 질병의 대표는 알레르기와 천식이지만, 자신의 신체조직을 공격해 버리는 류머티즘성관절염, 다발경화증, 전신성에리테마토데스, 제1형 당뇨병 등 자가면역질환도 발생할 가능성이 높다.

왜 만성 스트레스로 코티졸 방출량이 저하되는 것일까? 아직 연구 중이기는 하지만, 부신 기능이 쇠퇴하거나 비타민 C, 나이아신(비타민 B$_3$) 등 영양부족으로 필요한 코티졸이 생산되지 않기 때문일 것이다.

이어서 면역력이 너무 높아서 발생하는 질병을 구체적으로 살펴본다.

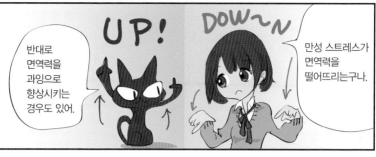

반대로 면역력을 과잉으로 향상시키는 경우도 있어.

UP!

DOW~N

만성 스트레스가 면역력을 떨어뜨리는구나.

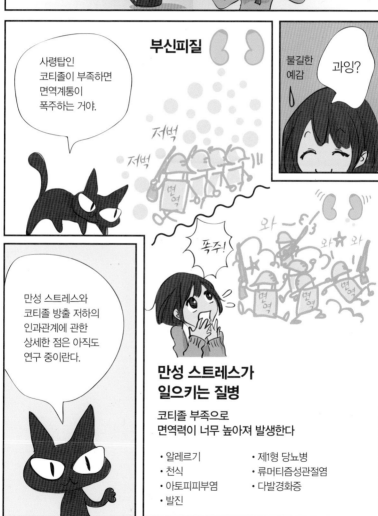

부신피질

사령탑인 코티졸이 부족하면 면역계통이 폭주하는 거야.

저벅

저벅

면역

불길한 예감

과잉?

폭주!

와~

와★ 와

면역

면역

면역

만성 스트레스와 코티졸 방출 저하의 인과관계에 관한 상세한 점은 아직도 연구 중이란다.

만성 스트레스가 일으키는 질병

코티졸 부족으로 면역력이 너무 높아져 발생한다

- 알레르기
- 천식
- 아토피피부염
- 발진

- 제1형 당뇨병
- 류머티즘성관절염
- 다발경화증

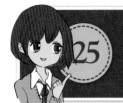

25 알레르기와 천식

코티졸 부족으로 면역계통이 폭주하면, 염증성 질병인 알레르기와 천식이 발생한다. 알레르기는 먼지, 오염물질, 고양이 털, 진드기처럼 몸 밖에서 침입해 들어온 이물질을 내쫓는 반응이다. 재채기, 설사, 빨라진 호흡 등으로 이물질을 몸 밖으로 배출하는 것이다.

알레르기는 백혈구의 B세포가 너무 열심히 작용하여 IgE가 비만세포에 착 달라붙으면, 히스타민과 프로스타글란딘 등 염증을 일으키는 물질을 방출한다. 그러면 항원을 몸 밖으로 배출하려고 재채기를 하고 콧물이 나온다.

천식이 발작하는 것은 호흡하기가 어려워진 탓이지만 먼지, 추위, 운동 등 자극을 받았을 때 폐로 통하는 기도가 좁아졌기 때문이다. 기도가 좁아지는 것은 면역계통이 폭주하여 기관지에 염증을 일으켜 부어올랐기 때문이다.

자가면역질환의 사례를 살펴보자. 아토피피부염과 발진은 면역세포가 아군의 건전한 조직을 공격함으로써 발생한다. 손목과 손·발가락의 관절이 부어올라 아픈 류머티즘성관절염은 면역세포가 관절 안쪽에 있는 막을 파괴하여 발생한다. 제1형 당뇨병은 면역세포가 인슐린을 만드는 췌장의 베타(β)세포를 파괴하여 인슐린이 생산되지 않게 막는다. 이 때문에 환자는 인슐린을 주사로 보충하여 혈당치를 안정시켜야 한다.

뇌, 면역계통, 내분비계통의 3각형 균형이 잘 유지되면, 자연치유력은 강해진다. 그럼, 무엇이 이 균형을 무너뜨리는 것일까?

제 4 장
피로와 과로가
자연치유력을 떨어뜨린다

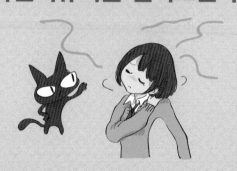

동양인은 과로사하기 쉬운 경향이 있다. 따라서 피로와 스트레스를 만성화시키지 않는 아이디어가 필요하다. 이 장에서는 피로와 과로가 자연치유력에 어떤 악영향을 끼치는지 다룬다.

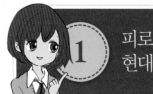

피로와 과로가 현대인을 괴롭힌다

목표를 향해 열심히 일한다. 시험에 대비하여 열심히 공부한다. 스포츠 대회에서 우승하려고 맹연습을 한다.

하지만 이런 활동을 하면 피로를 쉽게 느낀다. 피로를 느끼지 않는다면 얼마나 좋겠는가! '더욱 열심히 일하면 좋은 성과를 낼 수 있을 텐데', '좀 더 열심히 공부하면 좋은 성적을 낼 수 있을 텐데', '더욱더 열심히 맹연습하면 우승할 수 있을 텐데' 하고 욕심만 앞선다.

피로를 느끼지 않으면 좋겠다고 생각하지만, 이것은 엄청난 오산이다. 생명을 유지하려고 '휴식이 필요하다'는 신호를 뇌에 전달하면 우리는 피로를 느낀다. 이 신호를 경시하거나 무시해서는 안 된다.

이 신호를 무시한 채 피곤해도 휴식을 취하지 않고 계속 일하면 어떻게 될까? 먼저 피로가 만성화된다. 만성피로를 방치하면 시력과 청력이 쇠퇴하고, 주의력, 사고력, 의지력, 판단력이 극단적으로 저하되며, 움직임이 둔화된다. 이것은 사고의 원인이 된다.

일본을 대표하는 대기업의 공장에서 사고가 잇따르고 있다. 물론 사업에서 효율성은 중요하다. 하지만 이런 대형사고는 구조조정이라는 명목하에 안전을 관리하는 사람까지 무차별적으로 정리하고, 일손부족이 야기한 과도한 노동으로 담당자들이 만성피로에 찌든 결과다.

피로를 해소하지 않으면, 교감신경과 부교감신경의 균형이 흐트러져 호르몬 균형이 무너진다. 그러면 뇌, 면역계통, 내분비계통의 3각형 균형이 무너져 자연치유력이 떨어진다. 또 피로가 겹치면 불면증에 걸리는데, 이것 역시 호르몬 균형

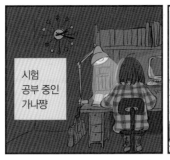

시험
공부 중인
가나쨩

땅,
땅,
땅

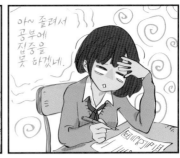

아~ 졸려서
공부에
집중을
못 하겠네.

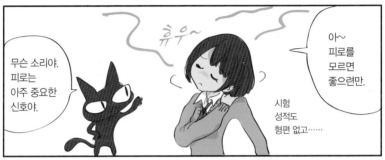

휴우~

무슨 소리야.
피로는
아주 중요한
신호야.

아~
피로를
모르면
좋으련만.

시험
성적도
형편 없고……

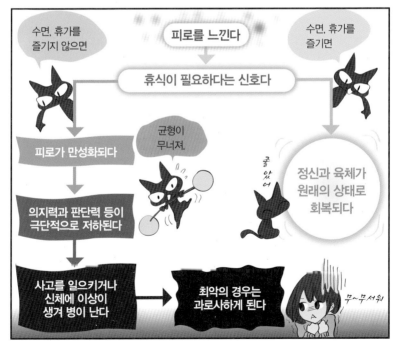

수면, 휴가를
즐기지 않으면

피로를 느낀다

수면, 휴가를
즐기면

휴식이 필요하다는 신호다

피로가 만성화되다

균형이
무너져.

정신과 육체가
원래의 상태로
회복되다

좋았어

의지력과 판단력 등이
극단적으로 저하된다

사고를 일으키거나
신체에 이상이
생겨 병이 난다

최악의 경우는
과로사하게 된다

무~무서워

121

을 무너뜨리는 데 한몫한다.

그럼에도 휴식을 취하지 않으면, 체력이 떨어져 기력도 잃고 만다. 이것은 에너지가 다 소진된 상태다. 최악의 경우 갑자기 쓰러져 그대로 사망한다. 이것이 과로사다. 일본에서는 매년 약 1만 명이 과로사로 숨지는 것으로 추정된다.

그럼, 피로는 무엇일까? 피로를 어떻게 푸느냐는 어려운 과제다. 이것은 또 무슨 말일까? 노동으로 신체가 얼마큼 에너지를 소모했는지 측정할 수 있다. 또 혈액 속의 젖산, 크레아틴, 이산화탄소 등 노폐물량도 측정할 수 있다. 그러나 이런 수치와 우리가 몸으로 느끼는 피로감은 별개다.

더욱이 동일한 체력의 사람이 동일한 일을 했다고 해서 모두 느끼는 피로의 양이 동일하지 않다. 피로의 정도는 사람에 따라서 다르며, 비록 동일인이라고 해도 영양상태, 컨디션, 일에 임하는 태도 등에 따라서도 다르다.

예를 들어, 마음에 들지 않는 일을 억지로 하거나 결과가 나쁘면, 피로감은 순식간에 증가한다. 한편, 적극적인 자세로 일을 하거나 결과가 좋으면, 그다지 피로감을 느끼지 않는다. 이처럼 피로감은 상당히 주관적이다.

어쨌든 피로를 느끼면 쇠약한 정신과 육체의 기능을 본래 상태로 회복시킬 수 있도록 즉시 수면과 휴식을 취해야 한다.

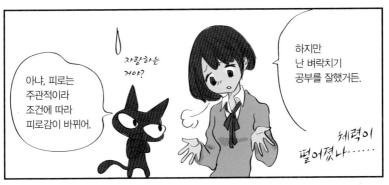

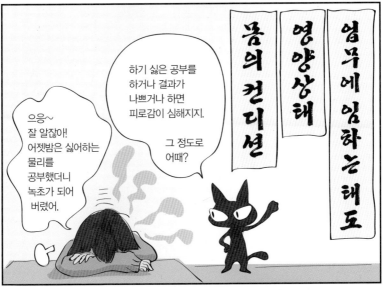

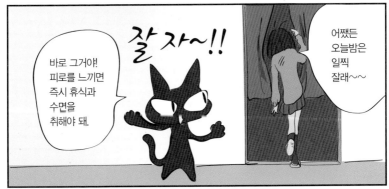

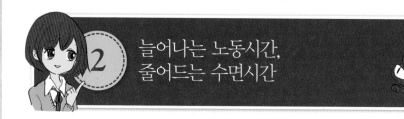
일본에서는 초고속 열차의 기관사가 졸음운전을 하다 ATC(자동열차제어장치)를 작동시키는 바람에 열차가 긴급정차한 사고가 발생했다. 이 기관사는 9분 동안 깊이 잠이 든 상태에서 약 30킬로미터 거리를 초고속으로 운전하고 있었던 것이다. 이외에도 버스 운전사의 졸음운전과 과로운전이 원인인 사고도 빈번하게 발생한다.

일본인 5명 중 1명이 일상생활에 지장을 줄 정도로 수면부족에 시달리며, 9명 중 1명이 수면제를 복용하고 있다.

더구나 일본인의 수면시간은 계속 줄어드는 데 반해, 노동시간은 계속 늘어난다. 시계를 제작하는 '시티즌'에서 대도시권에 근무하는 수백만 명의 샐러리맨을 대상으로 근무시간과 수면시간을 조사했다. 그 결과, 1980년에 8시간 36분이었던 근무시간이 20년 후인 2000년에는 9시간 30분으로 증가했다. 반면, 1980년에 7시간 1분이었던 수면시간이 2000년에는 6시간 8분으로 줄어들었다. 즉, 20년 동안 대도시권에 사는 샐러리맨의 근무시간은 약 1시간 늘어났고, 반대로 수면시간은 약 1시간 줄어들었다.

노동시간이 늘어나면서 피로가 증가했음에도 피로를 해소해 주는 수면시간은 오히려 줄어든 것이다. 쌓인 피로를 채 해소하지 못한 채 또 다른 피로가 계속 쌓이고 있지는 않은지 걱정스럽다.

이 걱정을 뒷받침하는 조사를 1998년에 일본 후생노동성이 시행했는데, 바로 피로에 관한 국민 실태조사다. 자료에 따르면, 15세부터 65세까지의 남성은 56.9퍼센트가, 여성은 61퍼센트가 피로를 느끼고 있었다. 그리고 피로가 6개월 이상이나 지속되는 만성피로를 느끼는 남성은 37퍼센트, 여성은 35퍼센트나 되었다.

전철을 타고 가다 보면, 강물에서 여유롭게 배를 젓는 사람을 자주 본다. 하지만 현실은 이와 정반대로 많은 사람이 만성피로에 찌들어 있는 것이다.

<u>사람이 활동을 하면 체력이 소모되고, 뇌의 흥분성 전달물질을 소비한다. 이 소모와 소비를 전달하는 신호가 피로인 것이다.</u> 피로가 쌓여 있는 채로는 뇌가 제대로 작동하지 않는다. 그리고 뇌, 면역계통, 내분비계통의 3각형 균형이 무너진다.

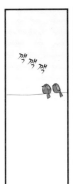
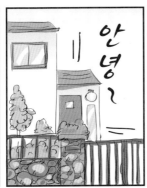
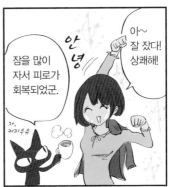

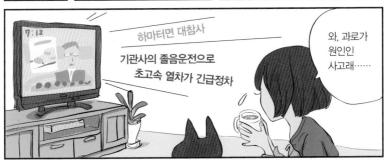

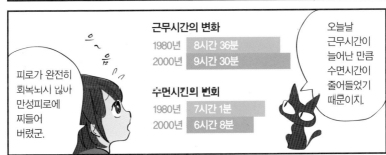

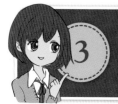

3 오로지 뇌(腦)만 혹사 당하는 현대인

많은 사람이 만성피로에 찌들어 있는 주된 이유는 과거와 현재의 피로를 주는 요인이 달라졌기 때문이다.

농경사회의 노동자는 몸 전체를 사용하여 작업하기 때문에 온몸으로 느끼는 전신 피로가 주를 이루었다. 하지만 현대사회의 노동자는 육체는 그다지 사용하지 않고, 대신 뇌만 혹사 당하고 있어 어느 한 부분에만 피로가 집중된다.

이런 사실은 비즈니스 현장을 살펴보면 금방 알 수 있다. 얼마 전까지만 해도 대부분의 직장에서 서류는 사람이 직접 가서 주거나 건네받았다. 그러면 잠시나마 의자에서 일어나 걸을 수 있어 혈액순환이 촉진되었지만, 지금은 의자에 앉은 채로 대부분의 작업을 처리한다.

또 편지를 부치려면 우체국이나 우체통까지 걸어가야 했지만, 지금은 그런 수고가 대폭 줄어들어 책상에 앉아 간단하게 이메일로 보낼 수 있다.

한 발자국도 움직이지 않은 채 작업할 수 있기 때문에 일의 효율성은 엄청나게 향상되었으나, 피로는 어느 한 부분에만 집중적으로 나타났다.

예를 들어, 컴퓨터를 장시간 사용함으로써 목, 어깨, 팔에 통증과 저림 증상이 생기는 목위팔증후군과 침침한 눈, 피로한 눈, 두통 등 안정피로(眼睛疲勞) 등에 시달린다. 이런 증세는 한정된 국소적인 피로에서 전신으로 확대되는 새로운 타입의 피로다.

오늘날 많은 사람이 육체적 에너지는 그다지 소모하지 않은 채 장시간 노동이 일상화된 중압감에 시달리는 정신적 스트레스를 받으면서 살아가고 있다.

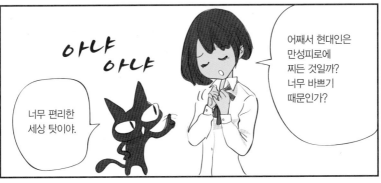

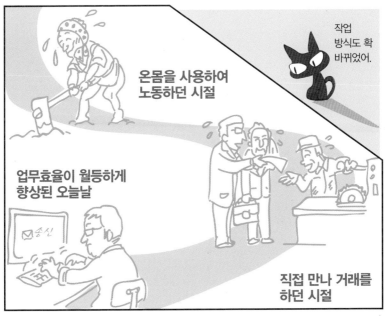

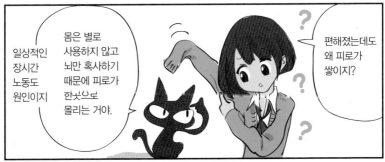

127

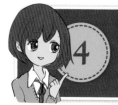

4 이런 사람이 과로사하기 쉽다

그럼, 어떤 사람이 과로사하기 쉬울까? 1960년대 미국 메이야 프리드만 박사와 레이 로젠만 박사가 발표한 연구를 살펴보자.

그들은 지나친 심리적 스트레스가 심장마비의 원인이 되고 있다는 것, 심장마비를 일으킨 환자에게는 특이한 패턴이 있다는 것을 발견했다. 이것을 '타입A 행동 패턴'으로 정의하며, 이런 성격의 사람을 A형 인간으로 규정했다. A형 인간은 과로사하기 쉬운 타입이다.

A형 인간의 특징은 이렇다.

(1) 적극적으로 활동한다.

(2) 시간을 아낀다.

(3) 경쟁심이 강하다.

(4) 적개심이 강하다.

전형적인 A형 인간의 특징을 보이는 사람들은 대체로 기업의 임원들이다. 그들은 기업의 흥망성쇠를 양쪽 어깨에 짊어지고 있으므로, 하루 10시간 이상씩 일한다. 게다가 비즈니스 관계로 매일 많은 술과 기름진 음식을 먹는다. 따라서 이런 타입의 사람들이 40대 후반쯤 심장마비에 걸려도 조금도 이상하지 않는 것이다.

하지만 지금은 심장병 위험도보다 정확한 척도로서 A형 인간의 특징 중 하나인 적개심을 활용한다. 그것은 적개심이 강한 사람은 화를 내지 않아도 될 상황에서도 화를 냄으로써 혈압이 올라간다는 점이 밝혀졌기 때문이다.

이 사실은 미국 애리조나 주립대학의 메리 데이비드 교수의 보고서로 밝혀졌는데, 실험 대상자와 의견이 대립되는 사람을 서로 토론하게 했더니 적개심이 강한 사람의 혈압은 그렇지 않은 사람에 비해 크게 올라갔다.

게다가 그들은 혈압이 올라가도 심장에서 내뿜는 혈액의 양은 적개심이 강하지 않은 사람보다도 더 적었다. 즉, 적개심이 강한 사람의 심장박동은 빨라졌지만, 혈액은 효율적으로 내보내지 않았던 것이다.

이처럼 심리상태에 따라 심장병이 쉽게 발생한다는 것을 알 수 있다. 즉, 심리상태를 조절하여 심장병 발생을 억제할 수 있으며, 비록 발생했다 하더라도 질병에서 빨리 회복할 수 있는 것이다.

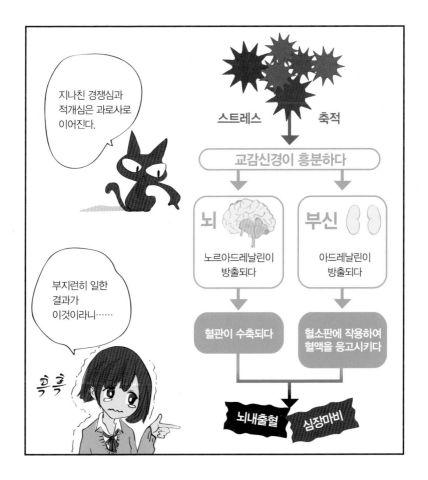

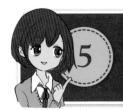

5 적개심이 심장병을 일으킨다

왜 축적된 스트레스, 특히 적개심이 과로사의 원인이 될까?

스트레스가 축적되면, 교감신경이 흥분한다. 교감신경은 적군을 만나서 '싸우느냐 그렇지 않으면 도망하느냐' 하는 상황에서 작용하는 신경이다. 교감신경이 흥분하면 혈관이 수축되고, 부신에서는 아드레날린 호르몬이 방출된다. 아드레날린은 혈소판에 작용하여 혈액을 응고시킨다. 뇌 속에서 혈액이 굳어져 혈관이 막히면 뇌졸중이 오고, 심장에서 혈관이 막히면 심장마비가 온다.

A형 인간은 과로가 위험하다는 사실을 머릿속으로는 이해하고 있지만, 매사에 자신감이 넘치기 때문에 자신은 절대 과로로 쓰러지지 않는다고 자신한다. 영업사원인 경우에는 무더운 한여름에도 거래처를 계속 찾아다니며 영업 활동을 한다. 이 때문에 심장에 극도의 부담이 가해져 심장발작으로 쓰러질 수 있다. 그들은 가지고 다니던 약을 입에 넣을 새도 없이 그대로 사망한다.

그럼, 스트레스 축적을 예방하려면 어떻게 해야 할까? 먼저 적개심을 줄이려고 노력한다. 그리고 나서 비즈니스와 일상생활을 분리하여 휴식을 취한다. 잠시 직장 일은 접어 두고, 정신적인 긴장에서 해방(릴랙스)시킨다. 릴랙스함으로써 정신이 원기를 회복할 수 있다.

휴식은 스트레스를 해소하고, 새로운 활력을 불어넣는 데 없어서는 안 될 중요한 요소다. 휴가를 내어 여행을 떠나면 원기를 회복하는 효과가 더욱 향상된다. 심신 모두 원기를 회복하여 즐겁게 능률적으로 일하면서 의미 있는 인생을 즐길 수 있게 된다.

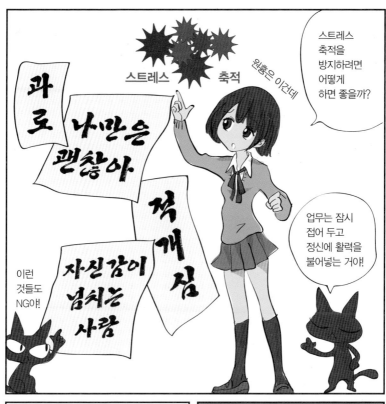

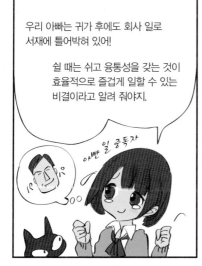

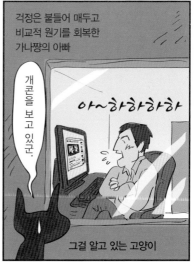

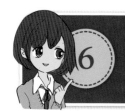

6 일 중독자는 과로사하기 쉽다

일에만 몰두하고 휴식을 취하지 않으면 심신에 피로가 축적된다. 과로가 스트레스가 되는 것이다.

미국에서는 6500만 명 이상이 직장 일 때문에 스트레스를 받는다. 그들은 스트레스를 해소하려고 헬스클럽에 다니며, 약물, 영양보조제, 휴식을 취하는 노하우를 알려 주는 책을 읽는다. 거기에 쏟는 비용의 총액이 연간 4억 달러 이상이다.

일본에서 피로를 호소하는 전체 노동자는 60퍼센트에 달하지만, 미국은 15~30퍼센트 정도에 불과하다. 미국이 일본의 절반 또는 4분의 1 정도인 것은 스트레스에 잘 대처한 덕분이리라.

'피로-과로-발병-과로사(過勞死)' 과정은 서서히 진행되기 때문에 잘 눈치채지 못한다. 하지만 피로를 해소하지 않은 채 방치하면 점점 쌓여 언젠가는 한계점에 도달한다. 그리고 어느 날 갑자기 쓰러지고, 최악의 경우에는 사망한다.

일본에서 과로사 희생자는 매년 약 1만 명으로 추정되는데, 'karoushi(過勞死의 일본어 발음)'는 국제어가 되었다.

반면, 미국 노동자는 과로사나 직장 일 때문에 죽음을 선택하는 경우가 거의 없다. 일본의 매년 자살자는 약 3만 명이지만, 인구 단위 측면에서 봤을 때 미국보다 2.3배 더 높은 비율이다.

일본인은 미국인보다 과로사와 자살을 하기 쉬운 민족이다. 경제성장이 이전만큼 호전되지 않는다는 점, 미래를 예측할 수 없다는 점, 비정규직이 늘어나고 직장이 불안정한 점 등 몇 가지 원인을 고려할 수 있다.

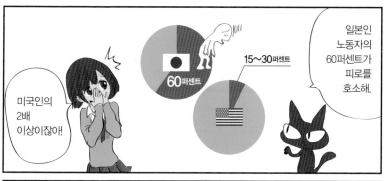

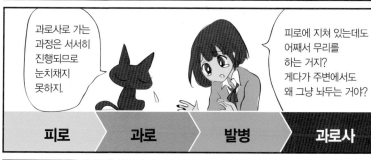

피로　　과로　　발병　　과로사

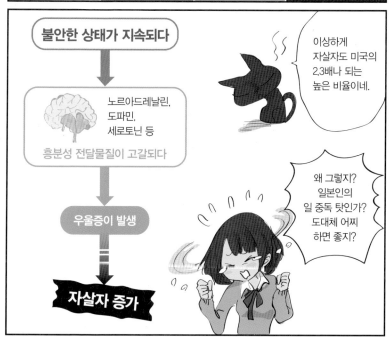

하지만 미래는 본질적으로 알 수 없는 것이며, 아무리 머리를 싸매고 생각해 본들 이 문제는 해결되지 않는다. 이렇게 계속 불안을 안고 살아가는 동안에 노르아드레날린, 도파민, 세로토닌 등 흥분성 전달물질이 고갈된다. 기분이 울적해지다 이윽고 우울증에 걸린다. 이런 이유로 일본에서 중년 남성의 자살률이 급증한 것이다.

미국인도 직장 일로 스트레스를 받는 것은 일본인과 다를 바 없다. 하지만 미국인은 스트레스를 극복하는 데 운동과 휴식을 적극적으로 활용한다.

또 미국인의 42퍼센트가 매주 일요일에 종교 활동에 참여한다는 사실에도 주목하자. 그들은 노래를 부르며 설교를 듣거나 즐거운 교제를 나눔으로써 생활의 활력소와 훌륭한 휴식을 취하고 있는 셈이다.

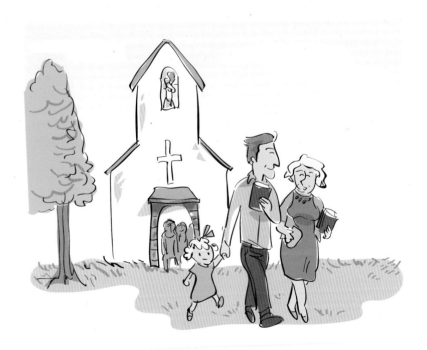

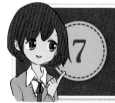

무엇보다도 <u>피로와 스트레스가 만성화되지 않도록 해야 한다.</u> 피로를 느꼈을 때는 수면이나 휴식을 바로바로 취하는 것이 좋다. 피로는 과로를 피하려고 생명체에 갖춰져 있는 시스템이자 뇌와 신체의 수리 및 복구, 회복의 때를 알려 주는 신호다. 이 신호를 무시해서는 절대로 안 된다.

피로 신호란 매사에 의욕이 없어지고, 건망증이 심해지고, 집중력이 떨어지고, 행동이 둔해지고, 작업 순서를 잊어버리며, 일의 능률이 떨어지는 것 등을 말한다.

1주일에 하루는 아무 일도 하지 않는 온전한 휴식일로 정한다. 이 날만큼은 집에서 누워 뒹굴거나 독서를 하거나 아이들과 즐겁게 놀거나 가벼운 운동을 하며 지내는 것이다.

이렇게 간단한 일을 충실하게 실행하면 피로가 축적되지 않아 사고를 미연에 방지할 수 있고, 여러분의 능력도 충분히 발휘할 수 있을 것이다.

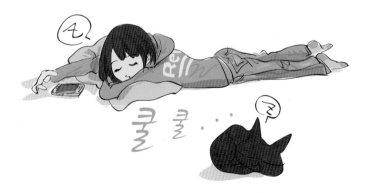

🐾 피곤하지 않은 생활을 위한 가이드

어차피 해야 할 일이라면 뒤로 미루지 말고, 가급적이면 빨리 해치우는 것이 가장 좋다. 피로 대책 측면에서도 '피곤하면 쉰다'는 이제까지의 소극적인 생각에서 '피곤해지기 전에 푹 쉬어 **피곤하지 않은 생활**을 한다'는 적극적인 생각을 가져 보자.

오랜 기간 수련을 쌓아 숙련된 기술자가 일하는 태도를 참고하면 피로가 축적되지 않는 생활을 하는 데 많은 도움을 받을 수 있다. 예를 들어, 숙련된 목수는 느긋한 동작으로 일을 척척 진행해 나간다. 그리고 오전 10시와 오후 3시에는 제대로 휴식을 취하는데, 차를 마시면서 동료들과 가벼운 대화를 나누며 즐거운 시간을 보낸다. 숙련된 기술자는 이런 방법으로 기분전환을 한다.

그들의 일하는 태도를 보면, 똑같은 내용의 작업을 장시간 계속하지 않는다. 작업 내용을 바꿈으로써 신체의 여러 부분을 교대로 사용하여 일을 진행시켜 나간다.

숙련공의 일하는 태도를 참고하여 피로가 축적되지 않게 일하는 방법과 생활을 해 나가자.

🐾 휴식을 취한다

일하는 시간에도 짬짬이 휴식을 취한다. 피로의 정도가 심하지 않을 때는 피로를 실감하지 못하지만, 짬짬이 휴식을 취함으로써 작은 피로는 그때그때 바로 해소할 수 있다. 피곤하다고 느낀 후 휴식을 취하는 것은 소 잃고 외양간 고치는 격으로 이미 때를 놓친 것이다. 피곤하다고 느끼기 전에 짬짬이 적극적으로 휴식을 취하자. 피로 대책을 적극적으로 취하는 것이 중요한 포인트다.

🐾 작업 내용을 바꾼다

책상 앞에 앉아 일하는 사람과 컴퓨터를 장시간 사용하는 사람들이 늘고 있다. 특히 컴퓨터를 향해 앞쪽으로 몸을 기울이는 자세를 장시간 계속 취하면, 어깨결림과 허리통증으로 고생하기 쉽다.

책상 앞에만 계속 앉아 있을 것이 아니라, 자세와 동작을 바꾸어 보자. 또 일할 때와 책을 읽을 때는 알람을 맞춰 40~50분마다 의자에서 일어나 허리펴기와 온몸 일으키기 등 운동을 하면 좋다.

최근 일부 회사에서 인기가 높은 작업 태도는 의자에 앉지 않고 서 있는 상태로 일을 하는 스탠딩데스크다. 한번 시도해 보면 어떨까?

🐾 혈액순환이 잘 되게 한다

전철을 타고 출퇴근해도, 자전거를 타고 이동해도 피로를 느낀다. 좁은 장소에서 동일한 자세로 장시간 있게 되면, 동일한 근육을 긴장하게 만듦으로써 혈액순환이 나빠진다. 그리고 신체의 자유를 빼앗기는 것은 상당한 스트레스가 된다.

자동차를 운전할 때는 1시간 주행 후에는 반드시 휴식을 취하고, 심호흡과 스트레칭을 하는 것이 좋다. 전철 안에서도 1시간마다 손발을 펴 주는 동작을 한다. 특히 옆자리에 승객이 없을 때는 손발을 움직일 수 있는 공간이 생기기 때문에 이 기회를 놓치지 말고 스트레칭을 하는 것이 좋다.

이런 동작들을 기반으로 하여 자연치유력을 향상시키려면 어떻게 해야 할까? 제5장에서는 영양으로 향상시키는 방법을, 제6장에서는 운동, 웃음, 유머로 향상시키는 방법을 소개한다.

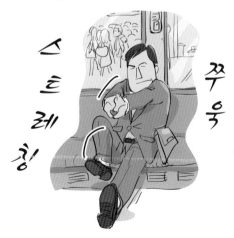

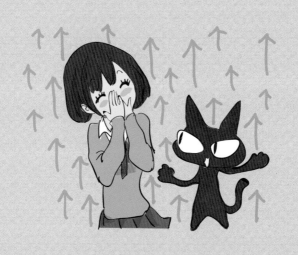

제 5 장
영양소로 자연치유력을
향상시키다

자연치유력을 향상시키려면, 무엇보다도 신체를 튼튼하게 하는 것이 가장 중요하다. 우리 신체는 매일매일 먹는 음식이 제 모습을 변환시켜 나타난 결과다. 이 장에서는 자연치유력을 향상시키려면 어떤 영양소를 섭취해야 하는지 소개한다.

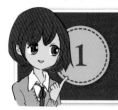

1 자연치유력을 향상시키는 영양소

자연치유력을 향상시키려면 뇌, 면역계통, 내분비계통의 3각형 균형을 유지하지 않으면 안 된다. 그렇게 하려면 무엇보다도 <u>신체를 튼튼하게 하는 것이 가장 중요한 과제</u>다. 신체의 일부인 뇌, 면역계통, 내분비계통을 따로따로 분리하여 개별적으로 강화하는 것은 무리다.

신체를 튼튼하게 하려면, 신체를 구성하는 최소 단위인 세포 차원에서 건강해지는 것이 가장 중요하다.

수분을 제거한 세포의 성분은 단백질 70퍼센트, 지방 12퍼센트, 핵산 7퍼센트, 탄수화물 5퍼센트이므로, 이런 네 가지 영양소를 음식에서 섭취해야 한다.

핵산은 단백질성분인 아미노산으로 만들기 때문에 일부러 섭취할 필요는 없다. 그러므로 평소 우리가 섭취하지 않으면 안 되는 영양소는 **단백질(蛋白質), 지방(脂肪), 탄수화물(炭水化物)**이다. 그래서 이 세 가지를 특별히 **3대 영양소**라고 한다.

3대 영양소는 신체를 만들 뿐만 아니라, 에너지원(源)도 되기 때문에 어느 한 가지만 부족해도 세포는 건강한 상태로 존재할 수 없다. 그래서 이 3대 영양소는 서로 유기적으로 작용하여 특정 영양소가 부족해지지 않도록 시스템화되어 있다.

단백질은 피부, 림프구, 항체, 적혈구, 효소 등이 주성분이다. 피부는 바이러스가 몸 속으로 침입해 들어오는 것을 방지한다. 항체는 침입해 들어온 바이러스를 체포하여 무독화(無毒化)시키고, 림프구는 바이러스를 죽여 없앤다. 적혈구는 산소를 운반하고, 효소는 신체 내에서 발생하는 화학 반응을 진행시킨다. 그러므로

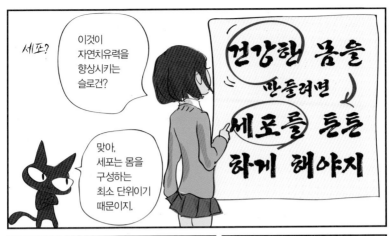

세포?

이것이 자연치유력을 향상시키는 슬로건?

맞아. 세포는 몸을 구성하는 최소 단위이기 때문이지.

건강한 몸을 만들려면 세포를 튼튼하게 해야지

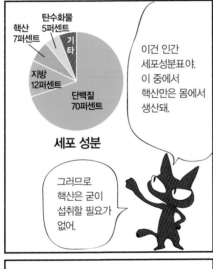

핵산
7퍼센트

탄수화물
5퍼센트

기타

지방
12퍼센트

단백질
70퍼센트

세포 성분

이건 인간 세포성분표야. 이 중에서 핵산만은 몸에서 생산돼.

그러므로 핵산은 굳이 섭취할 필요가 없어.

'3대 영양소'
단백질과 탄수화물과 지방을 섭취하여 세포를 튼튼하게 하는 거야.

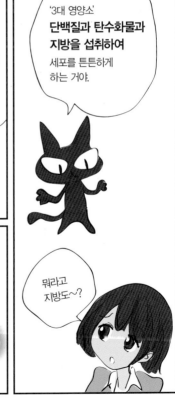

뭐라고 지방도~?

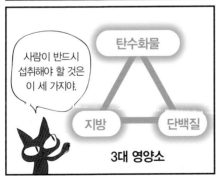

사람이 반드시 섭취해야 할 것은 이 세 가지야.

탄수화물

지방   단백질

3대 영양소

수분을 제거한 세포성분의 70퍼센트를 단백질이 차지하고 있다.

지방이란 기름성분과 콜레스테롤을 지칭하는 말이다. 지방은 그 부드러운 특징을 활용하여 세포, 조직, 장기를 둘러싸서 보호한다.

몸을 움직일 때마다 심장과 폐 등 장기가 충격에도 손상되지 않는 것은 지방이 충격을 흡수하는 스펀지 역할을 하기 때문이다. 또 지방은 혹시 있을지도 모르는 굶주림에 대비하여 신체 내에 축적된 에너지 저장물질이기도 하다.

핵산(核酸)은 세포가 어떤 단백질을 언제, 얼마큼 생산할 것인지 명령하는 설계도다. 탄수화물은 포도당이 수천 개에서 수만 개 연결된 것으로, 신체의 주요

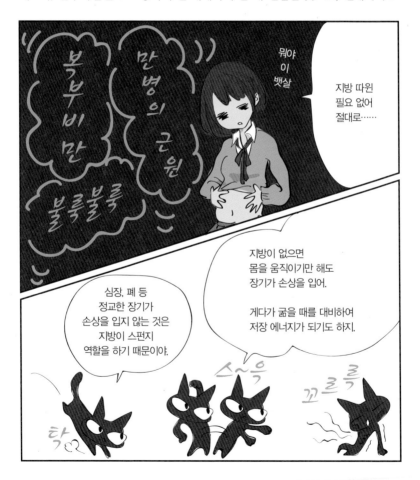

한 에너지원이 된다. 이외에 단백질과 지방에 부착되어 있는 탄수화물도 많다.

글리코겐은 평소에는 간과 근육에 저장되어 있다가 필요에 따라 포도당으로 변환되어 되돌아간다. 이 포도당은 산소와 함께 혈액이 전신의 조직으로 운반하여 세포가 살아가는 데 활용한다.

세포는 포도당을 분해하여 신체의 에너지원인 **ATP(아데노신3인산)**물질을 만든다. 이 ATP를 이용하여 우리는 웃기도 하고, 울기도 하고, 손발을 움직이기도 하고, 폐를 움직여서 호흡하기도 하며, 심장을 움직여서 살아간다.

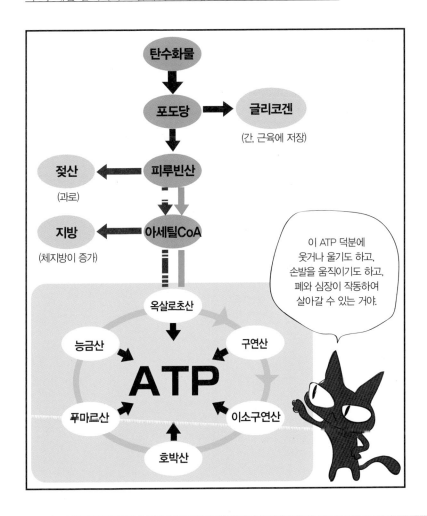

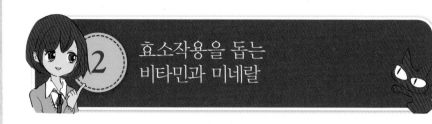
우리 몸은 매일매일 먹는 음식이 제 모습을 변환시킨 것에 불과하다. 심장, 폐, 위장 등 내장에서부터 혈액까지 모든 부분은 단백질, 지방, 탄수화물이 효소작용으로 변환된 것이다.

영양소를 신체에 필요한 파트로 변환하는 데 큰 역할을 담당하는 **효소(酵素= Enzyme)**는 '생체의 마술사'라고 할 수 있다. 이 효소는 단독으로 작용하기도 하고, **보인자(補因子)**의 도움을 받기도 한다.

보인자, 즉 보조인자가 필요한 효소의 단백질 부분을 '아포(Apo)효소'라고 한다. 아포효소만으로는 화학 반응을 일으킬 수 없기 때문에 효소 자체로는 무능하지만, 보인자와 결합하자마자 유능해진다. 이렇게 유능해진 효소를 '홀로효소(Holo Enzyme)'라고 한다.

효소작용에서는 보인자가 대단히 중요하다. 이런 보인자로 **보효소(補酵素)**와 **미네랄**이 있다. 보효소를 만드는 재료가 **비타민**과 미네랄이다. 사람은 비타민과 미네랄 없이는 잠시도 살아갈 수 없는 존재다. 더욱이 비타민과 미네랄은 신체에서 만들 수 없으므로, 반드시 음식물로 섭취해야만 한다.

필요한 비타민과 미네랄을 섭취하지 않으면 결핍증에 걸린다. 예를 들어, 비타민과 미네랄이 부족하면 괴혈병에 걸리고, 근육이 경련을 일으키고, 관절이 아프고, 현기증과 설사, 피부에 트러블이 생기고, 면역력이 떨어지며, 여러 가지 감염증에 걸려 사망하게 된다.

비타민 B_{12}가 부족하면 악성빈혈, 수면장애, 동맥경화로 고생한다. 빈혈이 생기면 혈액순환이 나빠지고, 자연치유력이 극단적인 수준까지 떨어진다. 수면장애가 피로 및 과로의 원인이 되어 자연치유력을 떨어뜨려 없던 질병까지 생긴다. 동맥경화는 뇌졸중과 심장마비의 직접적인 원인이다. 즉, 비타민과 미네랄이 부족하면, 우리 몸은 마치 흰개미에게 먹힌 나무로 된 건축물처럼 약간만 충격을 가해도 쉽게 무너져 버린다.

또 보인자로서 미네랄이 필요한 효소도 많다. 예를 들어, 알코올을 분해하는 알코올 데히드로게나아제(Dehydrogenase)가 작용하는 데는 아연(亞鉛)이, 미토콘드리아로 에너지를 만드는 사이토크롬 C 옥시다아제(Cytochrome C Oxydase)에는 철분(鐵分)이, 독물(毒物)인 활성산소를 분해하는 글루타티온 페록시다아제(Glutathione Peroxidase)에는 셀렌(Selen)이라는 미네랄이 없어서는 안 된다.

<u>비타민과 미네랄이 부족하면, 아무리 3대 영양소가 풍부한 식사를 했더라도 그 영양소는 건강에 도움이 되지 않는다.</u> 값진 보물이나 훌륭한 재능이 있으면서도 활용하지 못하고 썩히는 꼴이 되고 만다.

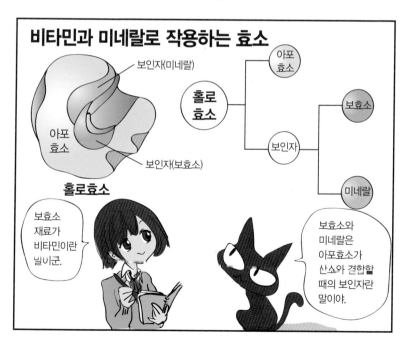

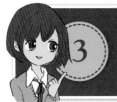

3 자연치유력을 향상시키는 비타민과 미네랄

비타민과 미네랄이 어느 곳에서, 어떻게 작용하고 있는지 살펴보고자 한다.

음식을 에너지로 변환하는 효소를 돕는 것은 8종류의 비타민 B군(群)이다. 하지만 똑같은 비타민 B군일지라도 역할은 제각기 다르다. 단백질을 대사(代謝)할 때 주역은 비타민 B_6와 판토텐산(酸)이고, 탄수화물을 대사할 때 주역은 비타민 $B_1 \cdot B_6$, 나이아신이다. 지방을 대사할 때 주역은 비타민 B_2, 나이아신, 판토텐산이다.

많이 움직이거나 집중하여 골똘하게 생각에 잠길 때는 피로를 느낀다. 이것이 피로감이다. 이 피로감을 발생시키는 것이 유산(乳酸=젖산)이다. 그래서 이 유산을 **피로물질(疲勞物質)**이라고 한다.

피로에서 회복하려면, 유산탈수소효소(乳酸脫水素酵素)가 유산을 피루브산(Pyruvic Acid)으로 산화(酸化)시키면 된다. 이 효소를 작용하게 하는 데 비타민 B_6가 필요한 것이다. 즉, 비타민 B_6는 피로회복 비타민이다.

뼈는 신체를 지탱하는 가장 기초적인 토대다. 튼튼한 뼈를 만들려면, 비타민 $A \cdot C \cdot D$가 필요하다. 그리고 음식을 씹어서 잘게 부수는 것은 치아다. 치아를 단단하고 튼튼하게 하려면, 비타민 $A \cdot C \cdot D$가 없어서는 안 된다.

눈으로 주변 사물을 볼 때 없어서는 안 되는 것이 바로 비타민 A다. 비타민 A는 망막(網膜)에서 옵신(Opsin)이라는 단백질과 만나 로돕신(Rhodopsin)이라는 복합체(複合體)가 된다. 로돕신이 가시광선을 흡수하여 원래의 비타민 A로 되돌아갈 때 변화된 신호를 뇌에 전달함으로써 사물을 볼 수 있는 것이다.

🐾 면역계통에서 비타민 역할

비타민은 면역계통에서도 작용한다. 바이러스가 신체에 침입하는 것을 방지하는 것이 바로 피부와 점막(粘膜)이다. 튼튼하면서도 탄력이 있는 피부와 점막은 미적 측면에서는 물론, 질병 예방에도 중요하다. 튼튼하면서도 탄력이 있는 피부와 점막을 만드는 데 없어서는 안 되는 것이 비타민 $A \cdot B_1 \cdot B_2 \cdot B_6 \cdot C$, 나이아신, 판토텐산이다.

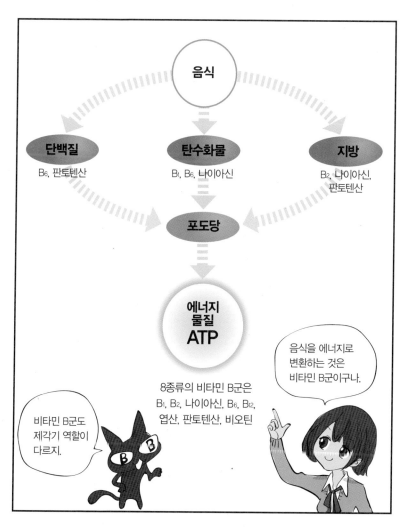

림프구, 혈소판, 매크로파지 등 면역계통에서 활약하는 세포들과 적혈구를 증강시키는 데 비타민 $B_6 \cdot B_{12} \cdot C$, 엽산(葉酸)은 없어서는 안 되는 효소다.

누구나 한번쯤은 무심결에 넘어져 손발에 찰과상을 입은 적이 있을 것이다. 상처에서 피가 약간 나지만, 이것이 언제까지고 계속 흘러나오면 다량 출혈로 사망하게 된다. 그래서 출혈이 멎도록 신체에는 혈액이 저절로 굳어지는 시스템이 있다. 이 시스템을 **혈액응고(血液凝固)**라고 한다.

혈액응고에는 비타민 K가 필요하다. 혈액이 응고하려면 프로트롬빈 단백질이 필요한데, 이것을 만드는 것이 바로 비타민 K다.

뇌 속에서도 비타민이 작용한다. 신경세포에서 만든 전달물질이 뇌 속을 순환함으로써 마음의 역할이 발생한다.

대표적인 전달물질로 기쁨과 쾌감을 불러일으키는 도파민, 기운이 넘쳐 활발하게 하는 노르아드레날린과 세로토닌이 있다. 이런 전달물질을 생산하는 데는 비타민 $B_6 \cdot B_{12}$가 필요하다.

그리고 CRH(부신피질 자극호르몬 방출인자), ACTH(부신피질 자극호르몬), 인슐린, 성장 호르몬, 인터페론, 사이토카인 생산에는 비타민 $A \cdot B_6$, 판토텐산이 필요하다.

면역계통에서 작용하는 비타민

피부와 점막 생산	비타민 $A \cdot B_1 \cdot B_2 \cdot B_6 \cdot C$, 나이아신, 판토텐산
림프구, 혈소판, 매크로파지 생산	비타민 $B_6 \cdot B_{12} \cdot C$, 엽산
혈액응고	비타민 K
뇌 내 전달물질 생산	비타민 $B_6 \cdot B_{12}$
호르몬 생산	비타민 $A \cdot B_6$, 판토텐산

주요 비타민과 그 역할

비타민		생리작용	결핍증	공급원
지용성	A	레티놀 (동물성 식품) 카로틴 (식물성 식품)	발육촉진, 피부와 점막보호, 어두운 곳에서 시각 유지	야맹증, 점막염증, 피부각질화, 건조성안염.	노른자, 간, 버터, 당근, 시금치, 뱀장어, 간유
	D	칼시페롤	칼슘과 인 흡수촉진, 뼈 발육	소아 : 곱사병 성인 : 골연화증	간, 노른자, 버터, 간유
	E	토코페롤	동물의 항불임작용, 항산화작용	사람의 결핍증은 없음	콩기름, 참깨(기름), 배아, 옥수수기름, 뱀장어
	K	필로키논	혈액응고 (프로트롬빈 생산)	신생아출혈성질환, 지혈 곤란	장내세균이 합성, 녹황색 야채
수용성	B1	티아민	탄수화물 대사의 보효소	각기병, 다발근육염	콩, 배아, 돼지고기
	B2	리보플래빈	탄수화물 · 지방 · 단백질 대사의 보효소	설염, 구각염, 피부염	계란, 육류, 생선, 많은 음식물에 분포되어 있음
	B6	피리독신	아미노산 대사에 관여, 신경자극 전달물질 합성	식욕부진, 구내염과 피부염, 젖먹이는 경련	장내세균이 합성, 생선, 육류, 콩, 야채
	B12	코발라민	단백질과 핵산 합성	빈혈(악성빈혈)	생선, 육류, 간, 계란, 해조류는 부착된 미생물이 B12를 합성
	니코틴산	나이아신	탈수소효소의 보효소 대사 전반에 관여	피부염과 신경장애 펠라그라(옥수수상용(常用)지방)	간, 지방이 적은 고기, 콩
	엽산	폴산(酸)	핵산 합성, 아미노산과 단백질 내사의 보효소	빈혈(엽산 결핍증), 설염, 구내염	간, 육류, 노른자, 콩, 녹색 야채
	C	아스코르빈산	콜라겐 생성, 철분 흡수촉진, 티로신 대사	괴혈병, 내출혈	딸기 · 귤 · 레몬 등 감귤류, 과일, 야채

🐾 아연은 상처를 치유한다

아연(亞鉛)은 최고의 미네랄이라고 할 수 있다. 모든 세포에 존재하며, 수천 종이 넘는 효소 중에서 200종 이상이 효소의 보인자다. 물론 아연은 모든 미네랄 중에서 가장 많은 효소를 돕고 있다.

특히 아연의 눈부신 역할은 단백질 합성, 유전자 복제, 세포증식, 수정, 태아의 안정적인 성장, 상처 치유, 면역계통 강화, 정력증강, 맛보는 역할을 하는 미뢰(味雷)의 성장 등과 관련된 분야에서 두드러진다.

특히 성욕에 많은 영향력을 미치기 때문에 미국에서는 아연을 '섹스미네랄'이라고도 한다. 그뿐만 아니라 아연은 성장 호르몬, 인슐린, 성 호르몬의 정상적인 작용에도 없어서는 안 된다. 성인의 몸속에는 1.4~2.5그램의 아연이 있는데, 특히 근육, 적혈구, 백혈구에 풍부하다.

옛날부터 아연을 주성분으로 하는 아연화연고(亞鉛華軟膏)가 상처 치유에 대단한 효과가 있다고 알려져 있다. 상처를 치유하는 데는 다량의 단백질 합성이 필요한데, 이때 작용하는 많은 효소에 아연이 필요하기 때문이다.

아연이 가장 많이 함유된 식품은 바다에서 생산되는 굴이다. 이외에도 육류와 어패류에도 많이 함유되어 있다. 소·닭의 간, 햄, 닭, 계란 등 육류와 생선, 굴, 고둥, 게 등 어패류에 풍부하다. 그리고 아연은 아몬드, 개암나무 열매, 호두 등에도 풍부하다.

예를 들어, 콩류는 1컵, 고기는 100그램을 먹으면 하루에 필요한 아연 권장 섭취량인 12밀리그램을 충족할 수 있다. 본래 극소량의 아연만 몸속에 저장되기 때문에 올바른 식생활을 하지 않으면 즉시 부족해지기 쉬운 미네랄이다.

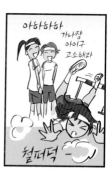

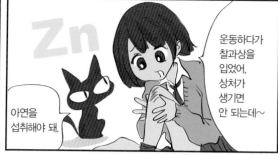

운동하다가 찰과상을 입었어, 상처가 생기면 안 되는데~

아연을 섭취해야 돼.

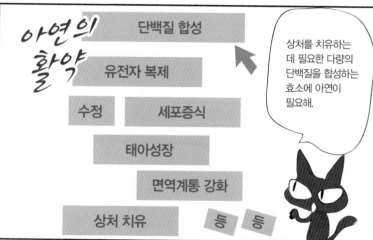

아연의 활약

단백질 합성

유전자 복제

수정 세포증식

태아성장

면역계통 강화

상처 치유 등 등

상처를 치유하는 데 필요한 다량의 단백질을 합성하는 효소에 아연이 필요해.

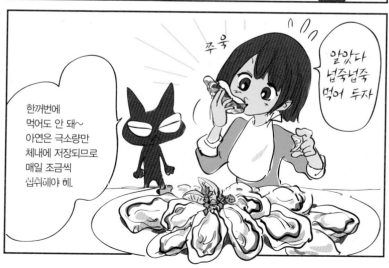

쭈욱

알았다 넙죽넙죽 먹어 두자

한꺼번에 먹어도 안 돼~ 아연은 극소량만 체내에 저장되므로 매일 조금씩 섭취해야 해.

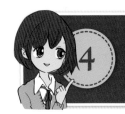

4 자연이 준 파워, 현미

자연치유력을 향상시키려면, 흰쌀보다는 **현미(玄米)**가 좋다. 현미는 배유(胚乳)와 배아(胚芽)를 중심으로 그 주변에 전분층(澱粉層＝녹말층), 종피(種皮), 과피(果皮)가 둘러싼 구조로 되어 있다.

흰쌀은 현미에서 배아, 전분층, 종피, 과피를 제거하고 배유만 남긴 것이다. 배유는 90퍼센트 이상이 전분(녹말)이다.

현미와 흰쌀 각 100그램에 함유되어 있는 영양소를 비교해 보자(5정 일본식품표준성분표). 현미에는 0.41밀리그램의 비타민 B_1, 0.04밀리그램의 비타민 B_2, 3그램의 식이섬유가 함유되어 있다. 한편, 흰쌀에는 0.08밀리그램의 비타민 B_1, 0.02밀리그램의 비타민 B_2, 0.5그램의 식이섬유가 함유되어 있다.

현미를 흰쌀로 정제하는 과정에서 비타민 B_1의 80퍼센트, 비타민 B_2의 50퍼센트, 식이섬유의 70퍼센트가 버려진다.

그러므로 흰쌀은 전분으로 된 에너지 덩어리로, 비타민 B군과 식이섬유는 거의 함유되어 있지 않다. 결국 흰쌀은 현미에서 대단히 소중한 영양소를 제거한 에너지 덩어리일 뿐이다. 영양소는 거의 없고 에너지만을 함유한 식품을 '정크푸드(＝쓰레기식품)'라고 한다. 흰쌀은 정크푸드의 대표 식품이다. 흰쌀만 먹으면 비타민 B_1이 부족해져 각기병(脚氣病)이 발생하기 쉬우므로 주의하도록 한다.

현미의 장점은 세 가지로, 첫 번째는 비타민 $B_1 \cdot B_2$가 풍부하다는 점이다. 두 번째는 식이섬유가 대량으로 함유되어 있어 대변의 양이 많아져 변비가 생기지 않는다는 점이다. 변비가 생기면 몸속에 쌓인 유해물질이 발효하여 노폐물을 만들고, 이 노폐물이 혈액을 타고 전신으로 확산된다. 배가 올챙이배처럼 불룩해지거나 복통이 발생하는 것은 바로 이 때문이다.

또 변비는 장(腸) 속의 환경을 악화시키기 때문에 유해한 장내세균(腸內細菌)이 증식하여 독소가 생긴다. 이 독소가 자율신경과 호르몬 균형을 붕괴시키며, 자연치유력을 떨어뜨린다. 변비는 건강의 대적(大敵)이다. 하지만 변비로 고생하는 사람이 현미식을 하게 되면 변비는 당장 해소된다.

세 번째는 잘 씹지 않으면 안 된다는 점이다. 많이 씹으면 타액에 함유된 아밀라아제가 작용하여 전분을 맥아당으로 변환시켜 소화를 촉진한다. 맥아당은 물엿의 주성분으로 달콤하다. 더욱이 잘 씹으면 치아와 잇몸이 튼튼해지고, 자율신경이 자극을 받아 뇌 활동이 활발해져 두뇌가 좋아진다.

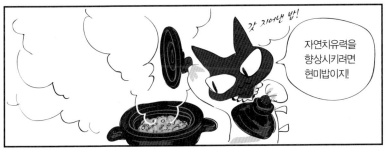

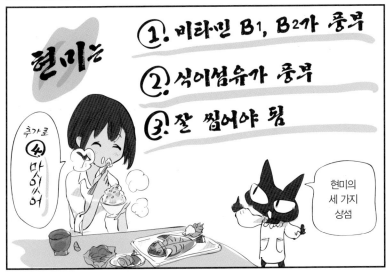

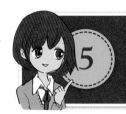

5 양파, 마늘, 고려인삼의 효과

아주 오랜 옛날부터 피로회복의 특효약으로 알려져 있는 식품은 양파와 마늘, 고려인삼이다. 고대 문헌에 따르면, 기원전 1600년경 이집트에서는 피라미드를 건축하는 노동자들에게 양파와 마늘을 스테미너를 유지하는 식품으로 배급했다.

양파와 마늘의 스테미너 효과는 비타민 B_1과 깊은 관련이 있다. 비타민 B_1은 돼지고기와 소고기에 많이 함유되어 있는데, 단독으로 섭취하면 흡수가 잘 안 되고 분해되기도 쉽다는 약점이 있다.

하지만 비타민 B_1의 약점을 완전히 보충해 주는 물질이 있다. 그것은 알리신으로 양파와 대파, 부추에 함유되어 있는데, 특히 마늘에 더 풍부하다.

비타민 B_1은 물에 잘 녹는 수용성(水溶性)으로, 모처럼 몸속에 흡수되어도 땀과 소변으로 배출되기가 쉽다. 이것을 방지하려면 마늘과 함께 섭취하는 것이 좋다. 이것은 매운 냄새의 성분인 알리신이 몸속에서 비타민 B_1과 결합해서 '알리티아민'이라는 지용성(脂溶性=기름에 녹는 성질) 비타민 B_1으로 변환되어 땀과 소변으로도 쉽게 배출되지 않기 때문이다.

<u>마늘이 피로회복에 효과적인 것은 비타민 B_1의 흡수와 지속성 때문이기도 하지만, 독특한 향신료가 식욕을 높이는 것도 한몫한다.</u>

또 최근에 밝혀진 사실은 마늘을 먹으면 소량의 아드레날린이 방출된다는 점이다. <u>아드레날린이 방출되면 교감신경이 흥분하여 에너지 생산을 높이고, 체온이 올라가고, 혈액순환이 좋아지며, 기운이 난다.</u>

고려인삼은 권태감, 피로, 식욕부진, 냉증 개선에 커다란 효과가 있다. 고려인

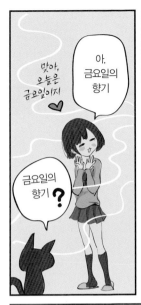

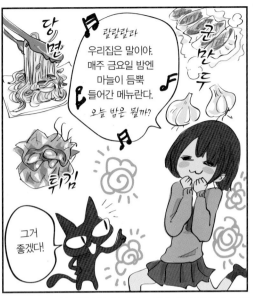

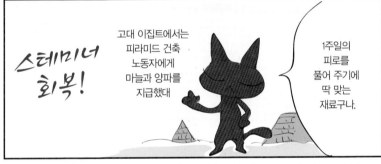

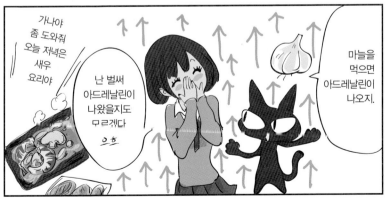

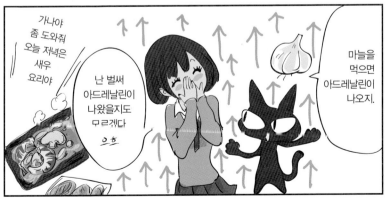

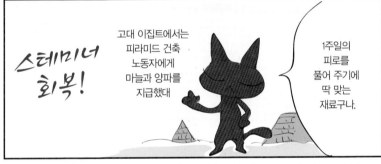

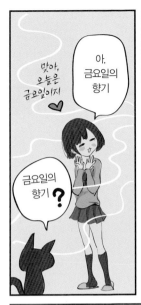

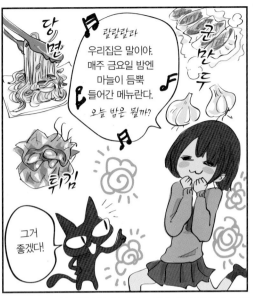

삼의 주성분인 사포닌이 혈관을 확장시켜 혈액순환을 좋게 하고, 대사(代謝) 활동을 촉진하기 때문이다.

👣 숙성마늘추출액은 마늘보다도 효과가 높다

마늘의 효능을 더욱 높인 것이 바로 **숙성마늘추출액(AGE)**이다. 이것은 생마늘을 상온에서 에타놀과 물로 10개월간 발효시킨 후 추출하여 얻은 진액을 농축한 것이다.

일본의 한 제약연구소는 숙성마늘추출액(AGE)의 스테미너와 피로회복 효과를 생쥐를 대상으로 실험했다.

먼저 스테미너 효과부터 살펴보자. 생쥐에게 AGE, 생마늘, 열처리 마늘을 먹이고 30분 후에 1분 동안 30미터 속도로 이동하는 장치를 강제로 달리게 했다. 그다음 얼마 동안 달리는지 시간을 측정했다.

결과는 이렇다. 주행시간은 AGE를 먹은 생쥐는 1500초, 생마늘을 먹은 생쥐는 1000초, 열처리 마늘을 먹은 생쥐는 1200초였다. AGE가 생마늘과 열처리 마늘보다 스테미너 효과가 더 높다는 사실이 증명되었다.

다음으로 피로회복 효과를 살펴보자. 먼저 수온이 20도인 물속에 생쥐를 넣고, 5분간 수영하게 한 후 AGE, 생마늘, 열처리 마늘을 먹였다.

그리고 1시간 휴식을 취한 후 재차 생쥐를 물속에 넣고 수영하게 하여 시간을 측정했다. 이것은 첫 번째 수영시간(5분)과 두 번째 수영시간을 서로 비교하여 마늘의 가공상태에 따른 피로회복 효과를 조사한 것이다.

결과는 이렇다. AGE를 먹은 생쥐는 4분 30초간 수영했으므로, 피로회복 효과는 90퍼센트다. 생마늘을 먹은 생쥐는 4분간 수영했으므로 피로회복 효과는 80퍼센트, 열처리 마늘을 먹은 생쥐는 3분 30초간 수영했으므로 피로회복 효과는 70퍼센트다. AGE가 생마늘과 열처리 마늘보다 스테미너 효과와 피로회복에서 더 뛰어났다.

마늘이 발효되는 과정에서 본래 마늘에는 없는 유기유황(有機硫黃)화합물이 생겨 이것이 AGE 효과를 발휘하게 한 듯하다.

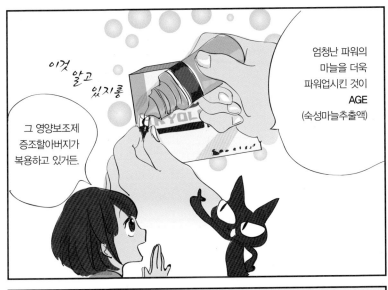

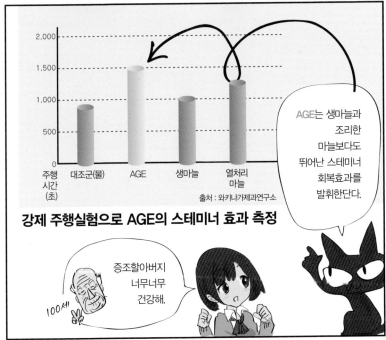

강제 주행실험으로 AGE의 스테미너 효과 측정

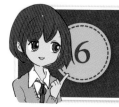

6 스트레스 때문에 도둑맞는 영양소

스트레스를 받으면 무릎과 팔꿈치 관절이 아프기도 한다. 스트레스로 방출되는 코티졸이 단백질을 분해할 때 결합조직의 성분인 콘드로이틴유산(硫酸)을 유출하는 것이 통증의 원인이다.

그러므로 스트레스를 받으면 콘드로이틴유산을 보충하는 것이 좋다. 이렇게 권하는 것이 다소 의외일 수도 있다.

콘드로이틴유산은 분자량이 2~5만 폴리머(중합체)지만, 입으로 복용해도 소화관으로는 흡수되지 않기에 오랫동안 전문가들은 이것이 효과가 없다고 여겼다. 하지만 1995년 이탈리아의 콘테 박사가 입으로 복용한 콘드로이틴유산의 15퍼센트가 그대로 흡수된다는 사실을 밝혀냈다.

콘드로이틴유산은 상어지느러미, 돼지와 소의 연골, 생선 대가리에 많이 함유되어 있다. 그러므로 소꼬리, 돼지족발, 생선 대가리를 자주 먹으면 좋다.

또 스트레스에 노출된 사람은 요산(尿酸) 수치가 쉽게 상승한다. 이것은 스트레스로 신체조직이 분해될 때 세포의 핵 속에 있는 유전자가 산화되면서 요산으로 바뀌어 소변으로 배출되기 때문이다. 요산이 축적되면서 발생하는 통풍이 스트레스 때문에 악화되는 것도 다 이런 이유 때문이다. 그리고 스트레스로 뼈의 결합조직이 분해되면, 뼈성분인 칼슘이 빠져나가 뼈가 약해진다.

스트레스를 받으면, 포도당을 만들려고 단백질을 분해하기 때문에 단백질이 부족해진다. 이때는 신체의 단백질과 조성(組成)이 비슷한 동물성 단백질을 섭취해야 한다. 동물성 단백질은 돼지, 소, 양, 닭 등의 수육(獸肉), 생선, 달걀 등에 많다.

부신(副腎)에는 신체의 어느 부분보다도 비타민 C가 풍부하다. 그것은 비타민 C가 부신피질(副腎皮質) 호르몬 생산에 없어서는 안 될 영양소이기 때문이다.

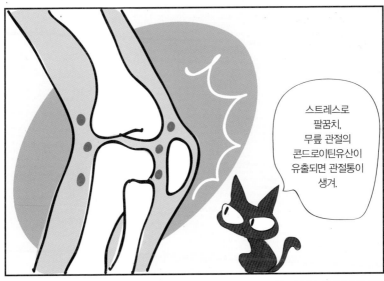

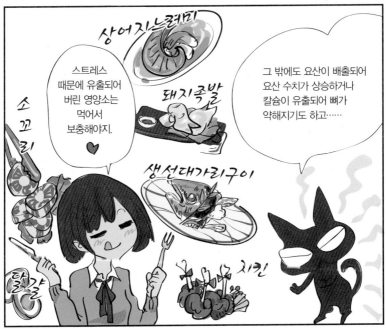

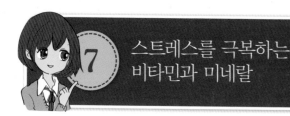

7 스트레스를 극복하는 비타민과 미네랄

스트레스를 이겨 낼 수 있게 도와주는 영양소를 소개한다. 칼슘과 마그네슘은 튼튼한 뼈와 치아를 만들어 주고, 신경의 과잉흥분을 진정시키며, 혈관수축과 근육 활동, 호르몬 생산 등에 꼭 필요한 영양소다.

칼슘을 많이 함유한 식품으로는 잔물고기, 말린 새우, 요구르트, 브로콜리, 미역, 무화과 등이 있다. 마그네슘은 다시마, 김, 땅콩류, 대두콩, 대합조개, 재첩 등에 많이 함유되어 있다.

비타민 D를 함께 섭취하면 칼슘과 마그네슘의 흡수율이 향상된다. 비타민 D는 간, 치즈, 요구르트, 정어리, 꽁치, 훈제연어 등에 많이 함유되어 있다.

스트레스에는 비타민 섭취가 대단히 중요하다. 비타민 B_1은 뇌 활동을 활발하게 하는데, 부족하면 불안감과 초조감이 심해지고 온종일 졸린다. 비타민 B_1은 돼지고기, 현미, 고등어, 꽁치, 빙어, 김, 명란 등에 풍부하다. 비타민 B_1은 열에 약해서 조리할 때 쉽게 손실되므로, 부족한 부분은 영양보조제로 보충하면 좋다.

스트레스를 받으면 맨 먼저 상실되는 영양소가 비타민 C다. 비타민 C는 스트레스와 싸우는 투사(鬪士)다. 신체에서 비타민 C가 가장 풍부한 곳이 부신(副腎)이다. 부신피질에서 방출되는 아드레날린과 코티졸 생산에서 비타민 C는 필수다.

비타민 C가 많이 함유된 식품으로 고추, 여주, 참외, 파슬리, 순무, 시금치, 귤, 딸기, 키위 등이 있다.

호르몬 생산에서 비타민 C는 화학 반응을 일으키며 계속 생성되는 것이 아니라, 화학 반응을 일으킬 때마다 소모된다는 점에 주의하자. 그러므로 <u>스트레스</u>

대책에는 대량의 비타민 C가 요구된다.

비타민 C는 밀리그램(mg) 단위가 아니라, 그 1000배인 그램(g) 단위로 섭취해야 한다. 1회 2~3그램의 비타민 C를 하루에 3회 섭취하면 피부가 좋아지고, 감기에 걸리는 횟수는 줄어들며, 암도 예방할 수 있다. 질병에 걸리지 않으므로 의사도 필요 없다. 식품으로 섭취하는 양이 불충분하다면, 당연히 영양보조제를 섭취하여 부족한 부분을 채워 주어야 한다.

비타민 E는 자율신경기능이상 치료에도 활용되는데, 어깨결림, 냉증 등을 완화시켜 준다. 비타민 E가 많이 함유된 식품으로는 양배추, 밀 배아유(胚芽油), 아몬드, 땅콩, 대두콩, 참깨가 있다.

스트레스 해소에 숙면(熟眠)은 절대적으로 필요하다. 숙면에는 꽁치, 고등어, 상추가 좋다. 숙면을 취하게 하는 유효성분은 분명하지 않으나, 나는 이 식품들과 걷기운동으로 숙면을 취하고 있다.

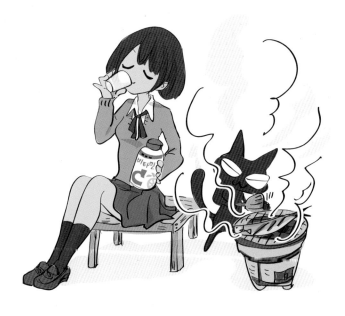

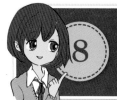

8 암을 극복하는 영양소

암은 유전자 DNA가 활성산소로 손상을 입음으로써 시작된다. 그럼, 이 유독하고 강력한 활성산소는 언제 발생하는 것일까?

먼저 자외선과 담배 연기로 인해 대량으로 발생한다. 면역계통에서는 호중구(好中球)와 매크로파지가 침입해 들어온 바이러스를 잡아먹고 분해할 때 활성산소를 무기로 활용한다.

그리고 활성산소는 미토콘드리아에서 영양소를 산소로 연소시켜 에너지를 만들어 낼 때도 발생한다. 결국 우리가 살아가며 숨쉬고 있는 한 활성산소 발생은 멈추지 않는다.

그렇다면 반드시 암에 걸리느냐 하면 꼭 그렇지도 않다. 활성산소를 분해하는 특별한 물질이 우리 몸속에 존재하기 때문이다. 이 특별한 물질을 **항산화물질(抗酸化物質)**이라고 한다.

항산화물질은 활성산소를 물과 산소로 분해하여 무독화(無毒化)한다. 대표적인 항산화물질은 SOD(슈퍼옥시드 디스무타아제), 비타민 A(베타카로틴)·C·E, 플라보노이드, 리코펜, 아스타잔틴 등이다.

연어가 붉은색을 띠는 것도 아스타잔틴 때문이다. 아스타잔틴은 베타카로틴과 리코펜과 마찬가지로 카로티노이드의 일종이다.

또 버섯류에는 암 전이를 억제하는 효과가 있다. 버섯류의 유효성분은 베타글루칸이라는 다당류(多糖類)로, 면역계통의 매크로파지, B세포, 킬러 T세포 등을 증강시키는 효과가 있다고 널리 알려져 있다.

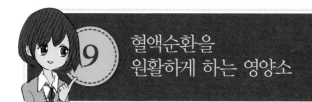

자연치유력을 운반하는 수단인 혈액순환을 원활하게 하려면, 대사 기능을 향상시키거나 체온을 높이면 좋다.

그렇게 하려면 식사를 규칙적으로 해야 한다. 또 단백질, 지방, 탄수화물 등 에너지원이 될 영양소를 균형있게 섭취해야 한다.

체온을 높이려면, 먹는 방법에도 신경을 써야 한다. 차가운 음식보다도 따뜻한 음식을 섭취한다. 생선회와 샐러드는 예외로 하고, 차가운 음식보다는 졸이거나 구운 따뜻한 음식이 더 좋다.

혈액순환을 원활하게 하는 데 가장 효과가 있는 영양소는 비타민 E다. 비타민 E는 신체의 표면에 있는 모세혈관에서 혈액순환을 좋게 하여 신체의 구석구석까지 혈액을 공급하는 기능을 한다.

그리고 비타민 C는 혈관을 튼튼하게 하고, 암 전이를 방해한다. 3대 영양소로 에너지를 만들어 내는 것은 8종류의 비타민 B군이다.

EPA와 DHA는 혈관에 축적된 콜레스테롤과 중성지방을 씻어 내고, 혈액순환을 원활하게 한다. 이것은 정어리, 꽁치, 고등어, 다랑어처럼 등이 푸른 생선에 많이 함유되어 있다.

혈액순환을 원활하게 하는 식품에 고려인삼과 마늘, 생강도 있다. 고려인삼은 혈액순환을 원활하게 하고 대사작용을 촉진하기 때문에 먹으면 체온이 올라가고 기운이 난다. 또 고추를 먹으면 체온은 올라가지 않으나, 몸 진제기 훈훈해긴다. 그것은 고추의 주 성분인 캡사이신이 교감신경을 흥분시켜 부신에서 아드레날린을 방출하여 땀이 나게 하는 작용을 촉진하기 때문이다.

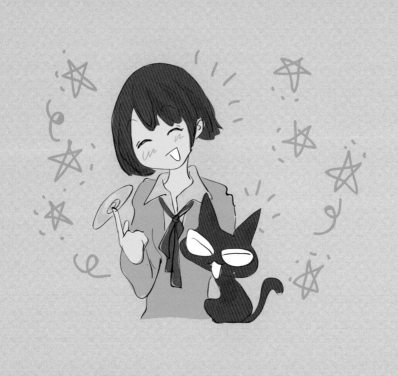

제 6 장
자연치유력을
향상시키는 일상생활

자연치유력 향상이 왜 필요한지 충분히 이해한 후에는 일상적인 생활습관을 개
선하도록 노력하자. 자연치유력을 향상시키는 데 필요한 것은 운동과 유머, 웃음
이다. 이 세 가지가 얼마큼 효과가 있는지 구체적인 사례로 살펴본다.

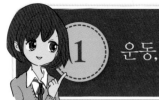

1 운동, 유머와 웃음

옛날부터 '질병은 마음에서 비롯된다'고 했다. 심리상태가 심신의 건강과 질병에서 회복하는 데 지대한 영향을 끼치고 있다는 사실이 최근 밝혀졌다. 마음과 몸이 뇌, 면역계통, 내분비계통의 3각형으로 강하게 연결되어 있기 때문이다.

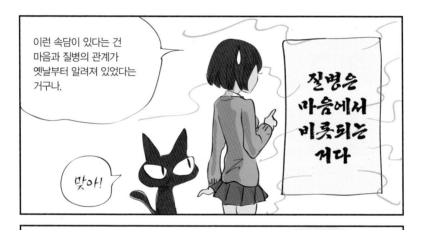

이런 속담이 있다는 건 마음과 질병의 관계가 옛날부터 알려져 있었다는 거구나.

맞아!

질병은 마음에서 비롯되는 거다

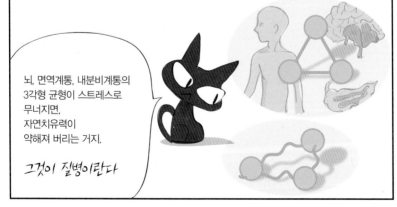

뇌, 면역계통, 내분비계통의 3각형 균형이 스트레스로 무너지면, 자연치유력이 약해져 버리는 거지.

그것이 질병이란다

하지만 이 3각형은 스트레스가 너무 강하면 균형이 무너진다. 3각형이 일그러지고 자연치유력이 약해지면, 감염증과 암 종류의 질병에 쉽게 걸린다. 스트레스가 질병의 근원이라는 것도 다 이 때문이다. 미국의 한 조사에서 질병의 80퍼센트는 스트레스가 원인임이 밝혀졌다.

스트레스는 마음과 몸에 나쁘다. 그러나 스트레스를 우리 삶에서 완전히 제거할 수는 없다. 스트레스에 잘 대처하는 방법이 필요하다.

스트레스 관리라고도 할 수 있는데, <u>가장 좋은 방법은 운동과 유머, 웃음이다.</u> 이것이야말로 대다수 질병의 원인인 스트레스에 대처하는 최선의 방법이다!

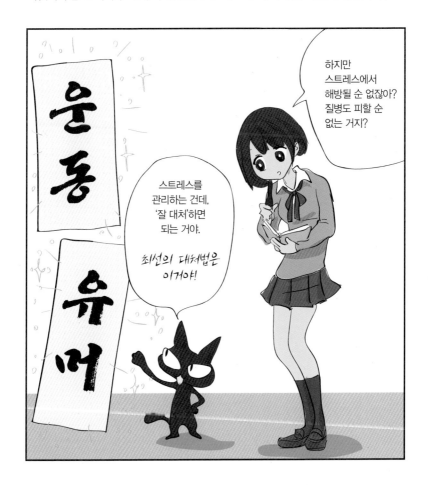

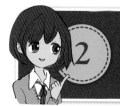

2. 적당한 운동이 자연치유력을 향상시킨다

건강을 유지하는 중요한 포인트는 자연치유력을 운반해 주는 혈액이 몸속을 원활하게 순환하도록 하는 것이다. 냉증이라고 말하는 사람이 의외로 많다. 냉증은 혈액순환이 제대로 안 된다는 증거이므로 건강의 적신호다.

감기와 같은 감염증에 걸리면 열이 난다. 열이 나는 것은 좋은 일이다. 열이 나면서 바이러스 증식을 억제하고 질병과 싸우는 백혈구 증식을 촉진하기 때문이다. 그리하여 자연치유력이 향상된다. 그러므로 신체의 방위에는 체온을 높이는 것이 좋다. TV와 신문 광고에 속아서 감기에 걸렸을 때 해열제를 복용하면 회복이 느려질 뿐이다.

다시 말해, 건강을 유지하려면 체온을 높여 자연치유력을 향상시키고, 자연치유력을 운반하는 혈액순환을 원활하게 하면 된다.

그러려면 무엇보다도 운동을 해야 한다. 시간적 여유가 없어도 마음먹기에 따라서는 운동할 수 있다. 가벼운 운동으로는 집 주변을 조깅하거나 걷기운동이 있다. 혼자서는 오래 지속하기 어렵다면, 헬스클럽을 이용하는 것도 좋다. 친구도 생기므로 오래 지속할 수 있다.

직장에서도 할 수 있는 운동이 있다. 가끔 의자에서 일어나 스트레칭과 전신을 움직이는 운동을 하자. TV를 볼 때는 소파에 비스듬히 누워 있지 말고, 근육운동과 복근(腹筋)운동으로 근육을 만들어 보자. 이런 운동만으로도 체온이 올라가고, 혈액순환이 좋아진다. 게다가 보너스로 기분도 상쾌해진다. 가능하면 엘리베이터를 타지 말고 계단을 이용한다.

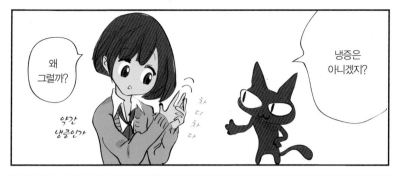

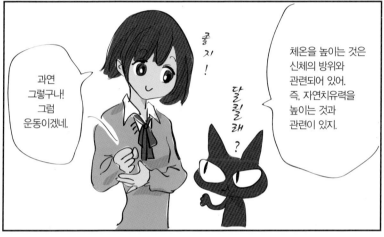

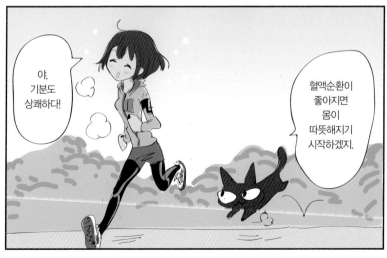

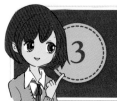

3 지나친 운동은 오히려 역효과를 초래한다

툭하면 자주 감기에 걸려서 자신은 당연히 그런 체질이라고 생각하다 운동을 시작한 후로는 완전히 건강해져 감기 한번 들지 않게 된 사람이 많다.

정기적으로 가벼운 운동을 하는 사람은 감염증에 저항력이 강해져 쉽게 질병에 걸리지 않는다. 한편 과도한 운동을 하면 반대로 이것이 스트레스가 되어 오히려 감염증에 저항력이 떨어진다.

이런 사실을 증명하는 보고서가 있는데, 일본 와세다 대학 스포츠과학학술원 아카마 다카오 교수가 조사했다(아카마, 스포츠과학, 2, 122, 2005). 아카마 교수는 운동을 계속해 온 고령자와 하지 않은 고령자의 면역글로불린 A 분비량을 비교해 보았다. 면역글로불린 A는 암을 예방하는데, 나이가 들면서 점차적으로 분비량이 적어진다.

여기서 운동을 계속해 온 고령자란 매주 2회, 각각 1시간 동안 헬스클럽에서 자전거를 타는 유산소(有酸素)운동과 근력 트레이닝을 1년 이상 꾸준히 한 사람을 말한다. 유산소운동은 근육에 축적되어 있는 글리코겐을 호흡으로 들이마신 산소를 이용하여 신진대사하는 운동이다.

운동을 계속한 고령자(평균연령 66.9세)의 면역글로불린 A 분비량은 운동습관이 없는 고령자(평균연령 66.4세)에 비해 약 50퍼센트나 높았다. 더욱이 헬스클럽에 다니기 전보다 다닌 후에 면역글로불린 A의 분비량이 더 증가했다. 이 사실로 보아 적당한 운동으로 저항력이 향상된다는 것을 알 수 있다.

하지만 지나친 운동은 오히려 저항력을 떨어뜨린다는 사실도 증명되었다. 애팔래치아 주립대학의 데이비드 니만 교수는 마라톤 선수 2311명의 트레이닝양

(量)과 감기에 걸리는 횟수 관계를 조사했다(D. C. Nieman, J of Athl Train, 32, 344, 1997).

그 결과, 매주 96킬로미터 이상을 달린 마라톤 선수는 매주 32킬로미터 이하를 달린 마라톤 선수보다 약 2배나 더 자주 감기에 걸렸다. 또 풀 마라톤 코스를 완주한 선수는 그렇지 않은 선수보다 6배나 더 자주 감기에 걸렸다.

운동을 적당히 하면 면역계통이 가장 적합한 상태로 유지되지만, 지나치게 많이 하거나 너무 적게 하는 것은 오히려 면역력을 떨어뜨릴 수 있다. 교감신경과 부교감신경의 균형, 뇌·면역계통·내분비계통의 균형, 적당한 운동 균형을 유지하는 것이 대단히 중요하다.

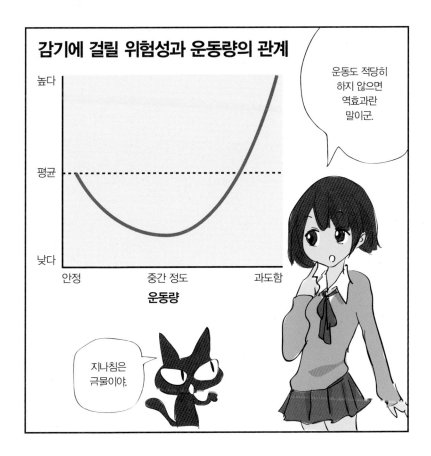

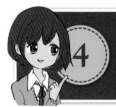

4 수영과 목욕으로 자연치유력을 향상시킨다

중년층과 노년층의 최대 고민거리는 아픈 허리와 어깨결림이다. 나도 이런 문제로 오랫동안 고생했지만, 1주일에 3회 수영함으로써 완전히 해결했다.

수영은 자연치유력을 향상시키는 데 아주 이상적인 스포츠이므로 적극 권장하고 싶다. 어느 스포츠나 몸을 움직이기 때문에 혈액순환이 원활해지고 체온이 올라간다. 이 때 뇌 속에서는 런너즈하이(Runner's High=마라톤에서 달릴 때 고통이 사라지고 상쾌한 기분이 드는 현상)를 발생시키는 엔도르핀이라는 진정(鎭靜)물질과 도파민이라는 쾌감물질이 방출된다. 이렇게 하여 뇌 속의 과잉된 흥분이 진정되면서 동시에 쾌감이 지속된다. 스트레스가 발산되면, 심신 모두 릴랙스해질 수 있다. 그리고 엔도르핀과 도파민은 뇌에 성취감과 도취감을 느끼게 한다. 이것이 스포츠를 계속 하게 하는 원동력이다.

더욱이 수영에는 육상에서 하는 스포츠엔 없는 이점이 있다. 수영은 물 위에서 하는 운동이 아닌 그보다 약간 아래(수면 아래 30~50센티미터)에서 하는 운동이다. 이때 육상보다 0.03~0.05기압 높은 압력을 받는다. 이 수압으로 복부가 수축되면서 횡격막을 밀어 올린다. 이 때문에 폐 용적이 작아지고, 호흡수가 증가한다. 조금만 수영해도 육상에서 하는 운동 강도와 동일한 효과를 기대할 수 있는 것이다.

운동 이외에도 체온을 높여서 혈액순환을 원활하게 하고, 릴랙스하게 하는 비책이 있다. 그것은 잠자기 전에 따뜻한 물에 몸을 담그는 것이다. 스트레스가 발산되면서 릴랙스해져 숙면을 취할 수 있어 피로가 사라진다.

단, 목욕탕 온도와 목욕시간에 주의한다. 목욕탕 수온은 약 40도, 목욕시간은 약 15분 정도가 좋다. 너무 뜨거운 물로 목욕을 하면 교감신경이 흥분하여 뇌가 다시 예민하게 활동을 시작하므로 오히려 수면을 방해한다.

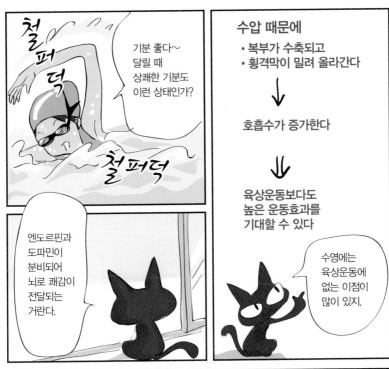

기분 좋다~
달릴 때
상쾌한 기분도
이런 상태인가?

엔도르핀과
도파민이
분비되어
뇌로 쾌감이
전달되는
거란다.

수압 때문에
- 복부가 수축되고
- 횡격막이 밀려 올라간다

호흡수가 증가한다

육상운동보다도
높은 운동효과를
기대할 수 있다

수영에는
육상운동에
없는 이점이
많이 있지.

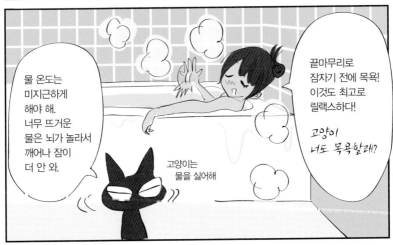

물 온도는
미지근하게
해야 해.
너무 뜨거운
물은 뇌가 놀라서
깨어나 잠이
더 안 와.

고양이는
물을 싫어해

끝마무리로
잠자기 전에 목욕!
이것도 최고로
릴랙스하다!

고양이
너도 목욕할래?

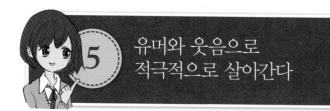

5 유머와 웃음으로 적극적으로 살아간다

옛날부터 전해 내려오는 속담 중 '소문만복래(笑門萬福來)', 즉 '웃음이 끊이지 않는 집안에 복이 깃든다'는 말이 있다. 만담(漫談)이나 코미디 등을 보면서 배꼽이 빠질 정도로 웃고 나면 기분이 상쾌해진다.

유머와 웃음은 삶의 질을 향상시킨다. 유머 감각은 삶을 풍족하게 할 뿐만 아니라, 육체와 정신, 정신의 깊숙한 내면에 있는 영혼의 건강을 증진시킨다는 사실이 한 연구로 증명되었다.

유머와 웃음의 효능을 구체적으로 열거하면 이렇다. 첫 번째로 역경에도 좌절하지 않는 정신력을 기를 수 있다. 두 번째로 근육의 긴장을 풀어 주는 효과가 있다. 세 번째로 스트레스 호르몬의 방출을 억제한다. 네 번째로 약해진 면역계통의 작용을 향상시킨다. 다섯 번째로 통증을 억제한다. 여섯 번째로 심장을 보호해 주고, 일곱 번째로 패닉상태(=정신이 허물어져 버린 상황)를 예방할 수 있다. 더욱이 유머와 웃음은 부작용이 없는 약이다. 온통 좋은 일만 생기게 하는 특효약인 셈이다.

괴로운 일이나 생각하고 싶지 않은 상황을 극복하는 사람이 있는가 하면, 좀처럼 극복하지 못하는 나약한 사람도 있다. 괴로운 일과 생각하고 싶지 않은 일은 일종의 스트레스다. 강인한 사람은 스트레스에 강한 사람을 말하고, 나약한 사람은 스트레스에 약한 사람을 말한다.

스트레스에 강한 사람에게는 한 가지 공통점이 있는데, 성격이 밝고 낙관적이다. 반대로, 스트레스에 약한 사람의 공통점은 성격이 어둡고 비관적이다. 인생을 밝고 낙관적으로 살아가는 데는 유머와 웃음이 매우 효과적이므로, 적극적으

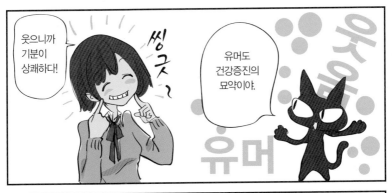

유머와 웃음의 효과

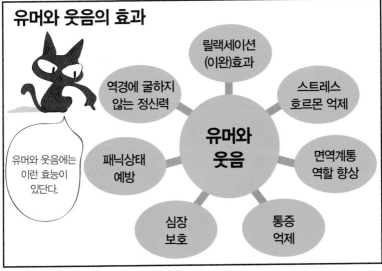

유머와 웃음에는 이런 효능이 있단다.

- 릴랙세이션 (이완)효과
- 스트레스 호르몬 억제
- 면역계통 역할 향상
- 통증 억제
- 심장 보호
- 패닉상태 예방
- 역경에 굴하지 않는 정신력

유머와 웃음

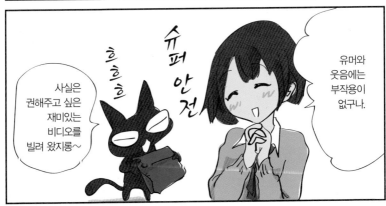

175

로 받아들이는 것이 현명한 삶의 방식이다.

야구에서 공을 잘 잡는 포수는 투수가 던진 빠른 공을 붙잡을 때 글러브를 약간 끌어당긴다. 글러브를 끌어당긴다고 공의 속도가 느려지는 것은 아니지만, 공을 붙잡을 때 글러브로 전해지는 충격이 훨씬 완화된다는 것이다.

우리가 아무리 발버둥 쳐도 스트레서 강도는 변하지 않지만, 유머와 웃음으로 스트레스 강도를 줄일 수 있다. 명포수가 공을 붙잡을 때 글러브를 끌어당겨 충격을 완화시키는 것처럼 말이다.

이런 사실은 많은 고생을 하며 성공한 사람들의 경험에서도 알 수 있다. 유대인은 많은 고난을 유머와 웃음으로 극복한 유머의 달인들이다.

한 조사에 따르면, 많은 코미디언이 어린 시절 극도로 고독하고 우울했으며, 질병을 앓았거나 부모와 헤어졌던 경험을 했다고 한다. 이들은 그런 환경에서 유모와 웃음만이 자신의 괴로운 역경과 갈등을 극복하게 해주었음을 몸소 체험한 사람들이다.

희극왕 찰리 채플린도 유머와 웃음으로 자신의 심경을 달랜 사람이다. 그는 영국 런던의 빈민가에서 태어나 5살 때 알코올 중독자인 아버지를 여의었다. 그리고 몇 년 후에는 그의 어머니마저 정신병을 앓았다. 채플린은 9살 전까지 2번이나 고아원에 보내졌고, 14살 되던 해에는 어머니가 정신병원에 수용되었다.

그는 이런 암울한 과거를 극복하고 희극영화를 만드는 데 일생을 바친 것이다. 〈황금광시대〉(The Gold Rush, 1925년 제작)에는 먹을 것이 없어 구두 끈을 삶아서 국수처럼 먹는 유명한 장면이 있다. 이 영화를 보는 관객의 마음속에 강하게 각인된 이 장면은 채플린 자신의 체험에 가까웠을 것이다.

이어서 실패의 연속에도 좌절하지 않았던 미국의 링컨 대통령을 살펴보자.

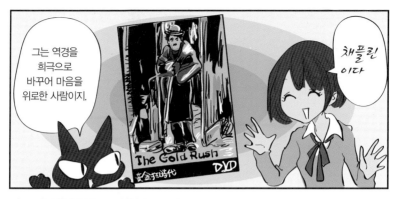

그는 역경을 희극으로 바꾸어 마음을 위로한 사람이지.

채플린 이다

어린 시절의 어두운 과거를 희극영화로 되살린 거야.

← 〈황금광시대〉에서 가죽구두 끈을 먹는 장면이다

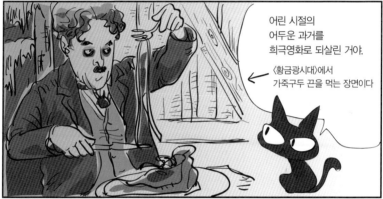

어린 시절에 고통스런 역경을 경험한 코미디언은 많이 있어.

그들은 자신들의 역경을 희화화하며 유머로 웃어넘기는 것이 스트레스를 극복하는 유력한 수단임을 스스로의 경험으로 깨달았던 거란다.

맞는 이야기야

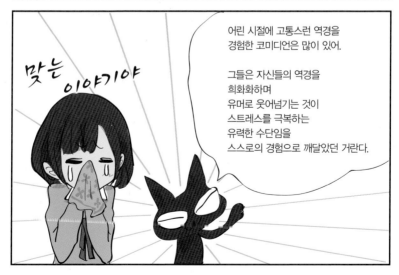

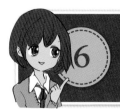

6 실패의 연속에도 좌절하지 않았던 링컨 대통령

에이브러햄 링컨은 노예를 해방시킨 미국의 가장 위대한 대통령이다. 그런 유명한 대통령이지만, 인생은 의외로 실패의 연속이었다. 사업에 실패하여 우울증에 걸렸고, 주의회 선거에서 낙선, 하원의원 선거에 2회 낙선, 상원의원 선거에 낙선, 부통령 후보 선거전에서 패배, 철저하게 준비한 상원의원 선거에서도 낙선했다. 그는 반복해서 실패와 좌절을 맛보았다.

그러나 그는 결코 유머와 웃음을 잃지 않았다. 좌절하지 않고 분발하며, 끝없는 도전을 계속했다. 그리고 상원의원 선거에서 낙선한 지 2년 후인 1860년 마침내 미국 대통령에 취임했다.

링컨은 일상생활에서는 물론이고, 의회에서 남북전쟁이라는 중대한 의제를 한창 논의하는 중에도 많은 농담을 던져 사람들을 웃겼다. 그중 한 가지 일화를 소개한다.

어느 날 그는 여성 저널리스트에게 '두 얼굴을 가진 사나이'라는 비난을 받았다. 이때 그렇게 핸섬하지 않은 그는 쉰 목소리로 뼈만 남은 준엄한 얼굴을 그녀 쪽으로 돌리며 "나에게 두 얼굴이 있었다면, 이쪽 얼굴은 사용하지 않았겠죠." 하고 웃으면서 말했다.

불우한 환경, 불행의 밑바닥, 질병, 박해와 차별 등 사람은 불합리한 세상과 맞닥뜨리지 않으면 안 된다. 그때마다 탈출할 수 있는 유일한 방법은 웃음뿐이다. <u>자신에게 엄습해 오는 온갖 마이너스 요인들을 큰 소리로 웃으며 날려 보내는 것이다.</u> 웃을 수 없다면, 우는 수밖에 없다. 그리고 한번 울기 시작하면, 멈추기가 어렵다. 그러므로 웃음으로 날려 보내는 것이 훨씬 낫다.

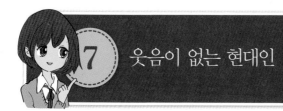

7 웃음이 없는 현대인

지금부터 약 3000년 전, 이스라엘의 위대한 왕 솔로몬은 성경의 잠언 14장 30절에서 "마음의 화평은 육신의 생명이나 시기는 뼈의 썩음이니라." 하고 말했다. 약 2000년 전 영국의 한 의사는 '한 명의 어릿광대가 마을에 찾아오는 것이 당나귀 20마리에 실려 오는 약보다도 훨씬 건강에 좋다'고 말했다. 웃음이 건강에 중요하다는 것은 아주 먼 옛날부터 인정해 온 사실이다.

어린 시절부터 우리는 어른들에게서 많이 웃도록 권유받았다. 즐겁게 놀다가 웃기는 말을 해서 배꼽이 빠질 정도로 웃은 기억이 있다. 미국의 한 조사에서 성인은 하루에 평균 15회 웃고, 어린이는 하루에 평균 400회 웃는 것으로 밝혀졌다. 분명히 많이 웃는 어린 시절이 행복했음에 틀림없다.

그러나 그런 시절은 오래 지속되지 않는다. 성장해 가면서 농담을 던지거나 웃기려고 하면, '웃지기 마라', '나잇살이나 먹어가지고 뭐하는 거야', '좀 점잖게 놀아' 등의 말로 주위사람들에게 비난받는다.

사회인이 되면 또 어떤가? 일터에서, 회의석상에서, 장례식장 등에서는 웃음을 발견할 수 없다. 일터에서의 웃음은 생산성을 떨어뜨리는 방해물로 여겨졌다. 회의석상이나 장례식장에서 유머와 웃음은 신중하지 못하다는 비난을 받았다.

어린 시절에 그토록 많이 했던 유머가 점점 사라져 마침내 고갈되어 버린 듯하다. 성인이 된 우리는 인생은 심각하기 때문에 웃는 일은 경박함의 증거로 여기고 있는 것은 아닐까? 그렇다면 우리가 웃지 않게 된 것도 수긍이 간다.

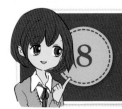

8 유머는 창의력을 향상시킨다

오랜 세월 동안 유머와 웃음은 직장에서는 방해물로 여겼다. 하지만 그것은 큰 오산이다. 그렇기는커녕 유머와 웃음은 오히려 직장에서 창의력을 향상시키는 효과가 있다는 점을 역설하고자 한다.

창의력과 유머 감각의 본질은 외형적으로는 전혀 다른 두 가지 사항을 관련시켜 새로운 관계를 구축하는 것이다. 이 점에서 창의력과 유머 감각은 동일하다. 그러므로 유머 감각을 키우는 것은 창의력을 향상시키는 뛰어난 훈련방법인 셈이다. 유머 감각을 키우려면, 농담을 생각해 내면 좋다.

농담을 생각해 내는 것의 또 다른 이점은 자신을 객관적으로 보기 쉬워진다는 점이다. 그때까지 일방적인 입장에서만 사물을 보던 방식을 객관적인 입장에서도 볼 수 있다면 전혀 다른 견해를 가질 가능성이 높다. 그리하여 유연한 발상이 샘솟게 되는 것이다.

희극배우나 코미디언은 독창적이고 재능이 풍부한 사람이다. 일본의 유명한 코미디언인 마스다 기이톤 씨는 "시청자를 웃게 만드는 것이다."고 말했는데, 이것은 창의적인 희극배우의 지당한 말씀이다.

유머와 웃음은 창의력을 향상시키고, 작업의 능률을 높이며, 역경에도 좌절하지 않는 정신력을 배양하게 한다. 그뿐만 아니라 자연치유력을 향상시키므로, 질병과 통증으로 고생하는 사람뿐만 아니라 건강한 사람도 질병 예방에 적극적으로 활용할 수 있다. 웃음을 신중하지 못한 태도와 성실하지 않은 태도로 여기는 보수적이고 잘못된 문화 그 자체를 '와~아 하하하' 하고 웃음으로 날려 보내면 얼마나 좋을까!

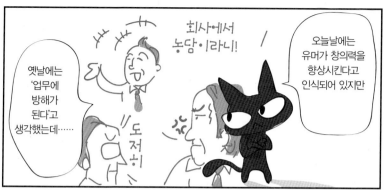

창의력과 유머 감각의 본질

창의력 = 유머 감각 =

유머와 웃음
- 창의력을 향상시킨다
- 업무의 효율성을 향상시킨다
- 정신력을 향상시킨다
- 자연치유력을 향상시킨다

동질의 것

외양이 서로 다른
두 가지를 관련시켜
새로운 관계를
구축한다

유머와
창의력은
동질이다.

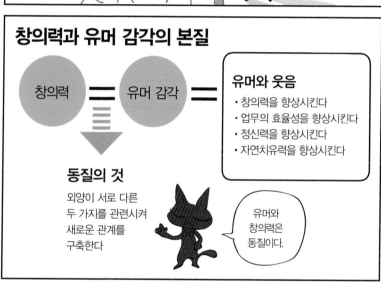

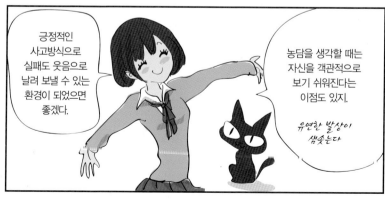

긍정적인
사고방식으로
실패도 웃음으로
날려 보낼 수 있는
환경이 되었으면
좋겠다.

농담을 생각할 때는
자신을 객관적으로
보기 쉬워진다는
이점도 있지.

*유연한 발상이
샘솟는다*

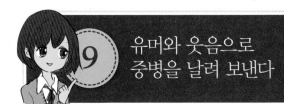

9 유머와 웃음으로
중병을 날려 보낸다

그렇게 좋은 유머와 웃음을 잃어버린 현대인을 변화시키려고 시도한 개척자로 노먼 커즌스 씨가 있다. 그는 발행부수가 불과 2만 부에 불과하던 『Saturday Review』를 인수하여 65만 부의 최고 인기잡지로 변신시켜 30년간이나 재능을 발휘한 유명한 편집장이다.

노먼 커즌스 씨는 유머와 웃음, 희망이 난치병 치유에 얼마큼 중요한지 자신이 직접 체험한 경험담을 바탕으로 저서를 썼다.

1964년 8월, 커즌스 씨는 몸이 점점 쇠약해져가는 강직성척추염(強直性脊椎炎)에 걸렸다. 이것은 자신의 세포조직을 적군으로 잘못 인식하여 공격하는 자기 항체가 생겨 발생하는 교원병(膠原病)의 일종이다. 강직성척추염은 자기 항체가 척추 결합조직을 점차적으로 파괴하는 자가면역질환의 하나로, 스트레스가 원인인 난치병이다.

해외출장에서 귀국한 지 채 1주일도 되지 않은 어느 날, 그는 목도 손도 발도 제대로 움직일 수 없었다. 병원에서 혈침(血沈)을 측정해 보니 80을 초과했다. 혈침은 감염과 염증의 지표로 활용하는데, 인플루엔자 등 일반적인 질병이라면 기껏해야 30~40 정도다. 혈침이 70이면 중병으로 여겨진다. 병원에 입원했을 당시 88이던 혈침이 1주일도 채 안 되는 사이 115로 상승했다. 이것은 보통 위독상태로 여겨지는 수치다.

그의 주치의로 20년간 친구로 지내온 윌리엄 비틱 씨는 그를 위해 여러 명의 전문의를 불러와 함께 치료방법을 검토했지만, 뾰족한 방법을 찾을 수 없었다.

커즌스 씨는 주치의에게 자신이 완쾌될 수 있는지 물어보았다. 그러자 되돌아온 대답은 완쾌될 확률이 500분의 1이라는 것이었다.

이 말을 들은 커즌스 씨는 모든 의사에게 일임하던 그때까지의 태도를 완전히 바꾸어 자신이 직접 전신에 내재된 자연치유력이라는 자원을 활용하여 질병을 물리치겠다고 다짐했다. 훗날 그는 이렇게 말했다. "웃음은 '신체에서 구할 수 있는 최강의 약국'이다. 웃음은 뇌를 질병과 싸우는 데 출동시키기 때문이다."

먼저 그는 그때까지 복용하던 아스피린과 페닐부타존 등 모든 진통제를 중단하고, 비타민 C 링거액을 주사했다. 그는 이것이 혹시 잘못된 방법은 아닐까 염려하여 맨 처음 10그램의 비타민 C를 주사하기 전에 감염과 염증 지표인 혈침을

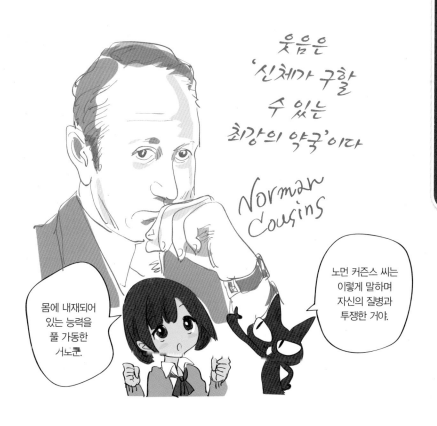

측정했다. 그리고 4시간 후에 다시 한 번 반복하여 측정했다.

놀랍게도 9포인트나 내려갔다. 그러고는 비타민 C의 양을 점차 증가시켜 갔다. 2일째에는 12.5그램, 3일째에는 15그램, 마침내 7일째에는 25그램에 도달했다.

사람들을 웃기는 코믹한 비디오만 감상했다. 흥미롭게도 그가 10분간 배꼽이 빠질 정도로 웃기만 해도 진통효과가 나타나 2시간은 통증 없이도 잠을 잘 수 있게 되었다. 그가 웃은 후에는 혈침이 언제나 5포인트 내려가 있었다.

이 치료방법을 2주일간 계속하자 그의 증상은 상당히 개선되었다. 그래서 아내에게 푸에르토리코 해안으로 데려가 달라고 부탁했다. 그곳 모래 사장에 세워 두자 여러 번 넘어졌지만, 반복해서 일어나기를 계속하다 마침내 걸을 수 있게 되었다. 그리고 몇 개월 후 그는 다시 일터로 복귀하여 하루종일 일할 수 있을 정도로 회복되었다. 그 유명한 편집장 커즌스 씨는 유머와 웃음과 희망으로 불치의 병에서 기적적으로 컴백한 것이다.

회복의 원동력은 유머와 웃음과 희망이다. 질병이 계속 악화되어 치료방법이 없다고 전문의에게서 청천벽력 같은 말을 들었을 때, 그는 어떻게 생각했을까? 그는 이렇게 대답했다. "나는 의사의 말에 굴복하지 않았기 때문에 흔히들 불치병에 따라다니기 마련인 공포와 낙담, 낭패의 늪에 빠지지 않았다."

솔직하게 질병의 상태를 알려 준 주치의가 어떤 약을 사용하든 효과가 없다고 말했을 때 그에게는 강력하게 약 사용을 중단한 용기가 있었다. 그리고 항상 곁에서 돌보아 주던 간호사 등 의료인들의 협조도 잊어서는 안 된다.

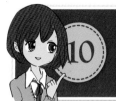

10 기적적인 회복에 세계의 의사들이 주목하다

기적적인 회복이 있은 지 12년이 지난 1976년 세계 의학계에 충격적인 사건이 발생했다. 그해 커즌스 씨가 자신의 상세한 체험을 권위있는 의학잡지인 『뉴잉글랜드 의학잡지』에 발표한 것이다. 논문을 읽은 전 세계 약 3000명의 의사가 그에게 편지를 보냈다(N. Cousins, NEJM, 295, 1458, 1976).

의학 연구자로서 실적은 없었지만, 유머와 웃음이 건강에 미치는 효과와 관련된 그의 의학적인 통찰력은 참으로 훌륭했다. 의사들은 커즌스 씨가 체험한 방법을 그들의 환자에게도 적용해 보려고 진지하게 그에게 문의했던 것이다.

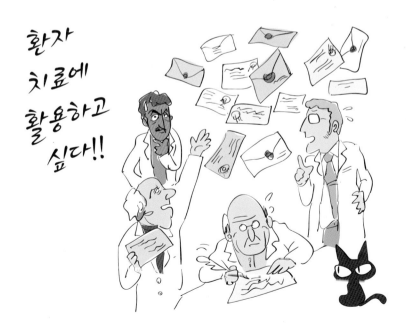

그는 이렇게 말했다. "내가 편지를 받고 가장 기뻤던 점은 중병 치료에서 많은 의사가 태도를 바꿔 새로운 치료법을 이전보다 훨씬 더 관용적으로 수용하게 된 점이다."

유머와 웃음을 치료에 활용한다는 혁명적인 개념은 커즌스 씨라는 의학계 아마추어가 제창했다. 그는 질병에서 환자의 정신상태가 생물학적인 상태와 건강에 영향을 끼친다는 점을 증명한 것이다.

그런 그를 높이 평가한 혜안의 인물이 바로 UCLA 대학(캘리포니아 대학 로스앤젤레스 분교)의 의과대학장 샤먼 메린코프다. 1978년 메린코프 의과대학장은 그를 의료인간학(醫療人間學)과 의료 저널리즘을 담당하는 교수로 UCLA 대학의 대뇌(大腦)연구소로 초빙했다.

커즌스 씨는 살아가려는 목적과 의지, 결심, 사랑, 희망, 신앙생활, 기쁨 등 적극적인 감정(긍정적인 사고방식)과 태도가 인생에 얼마나 소중한지에 흥미를 보였다.

뇌가 질병 치료에 대단히 중요한 역할을 한다면, 심리상태를 중병 치료에 적극적으로 활용할 수 있을 것이다. 마음과 신체, 마음과 질병이 어떻게 관련되어 있는 것일까? 그는 이것을 발견하는 데 커다란 도움이 되는 것이 새로 탄생한 **정신신경면역학(精神神經免疫學)**이라고 굳게 믿고 있었다.

커즌스 씨는 UCLA 의과대학에서 유머 특별조사단을 결성하여 임상 연구를 지원하며 대활약을 했다. 그러고는 1990년 75세로 생을 마감했다. 그의 기적적인 회복이 있은지 약 50년이 경과한 지금, 유머와 웃음과 건강관계를 추구하는 몇 가지 연구가 UCLA대학 등 미국을 대표하는 일류대학에서 진행 중이다.

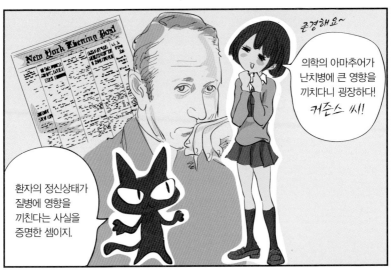

존경해요~

의학의 아마추어가 난치병에 큰 영향을 끼치다니 굉장하다! 커즌스 씨!

환자의 정신상태가 질병에 영향을 끼친다는 사실을 증명한 셈이지.

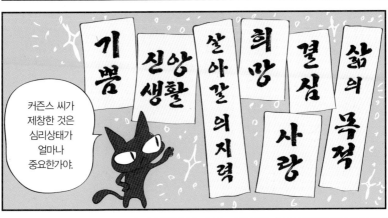

기쁨 신앙생활 살아갈 의지력 희망 결심 사랑 삶의 목적

커즌스 씨가 제창한 것은 심리상태가 얼마나 중요한가야.

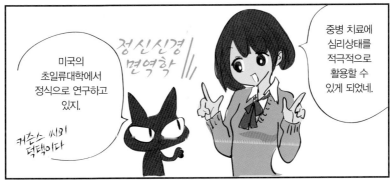

중병 치료에 심리상태를 적극적으로 활용할 수 있게 되었네.

정신신경 면역학

미국의 초일류대학에서 정식으로 연구하고 있지.

커즌스 씨의 덕택이다

187

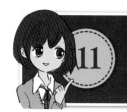

11 유머와 웃음으로 긴장을 풀다

유머와 웃음의 두 번째 효능은 근육의 긴장을 완화시켜 주고, 기분전환을 해 준다는 것이다. 스트레스를 완화시키려고 운동, 심호흡, 명상, 마사지 등 다양한 방법을 개발했다.

그 방법의 목적은 긴장된 근육을 완화시켜 주거나 근육의 긴장에 수반되는 정신적인 긴장을 완화시켜 주는 것이지만, 심호흡을 제외하고는 연습으로 기술을 습득해야 한다. 거기에는 시간과 노력, 비용이 든다.

그러나 웃는 데는 시간과 노력, 비용이 전혀 들지 않는다. 누구든지, 언제든지, 어디서든지, 부담없이, 어떤 도구도 없이 실행에 옮길 수 있다. 이 점에서 웃음은 많은 기분전환 방법 중 가장 뛰어나다고 할 수 있다. 매일의 일상생활 속에서 더욱 많은 유머를 찾아내어 웃기만 하면 되는 것이다. 배꼽이 빠질 정도로 웃으면, 자동으로 자연스럽게 느긋해질 수 있다.

오늘도 나는 웃음을 즐겼다. 출판을 불과 2주일 앞두고, 필자의 원고에 적힌 숫자에 잘못이 있다는 점을 찾아낸 노련한 편집자는 이메일을 보내왔다. 분명히 실수다. 이것 큰일났다! 즉시 정정하도록 알려 주고, 예리한 눈으로 원고를 검토한 편집자에게 감사의 이메일을 보냈다. 그러자 그는 '저도 가끔 밤눈이 어두워 잘 못 보는 것을 반성하고 있습니다……' 하고 회신을 보내왔다. 몹시 바쁜 가운데서도 그 편집자에게는 겸손함이 느껴지는 유머가 있었다.

여기서 웃음의 기분전환효과의 비밀을 조사해 보자.

배꼽이 빠질 정도로 너무 많이 웃으면, 손발을 버둥거리고, 눈물이 나오며, 몸을 크게 움직인다. 너무 많이 웃으면 배가 아프기도 하는데, 격렬한 복근운동 탓

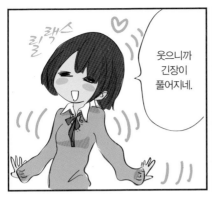

릴랙스

웃으니까 긴장이 풀어지네.

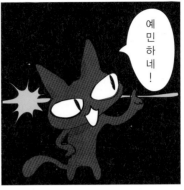

예민하네!

심장과 폐 역할이 활발해진다

→ 심장박동과 혈압이 상승한다

호흡이 깊어진다

→ 혈액순환이 좋아진다

몸이 따뜻해진다

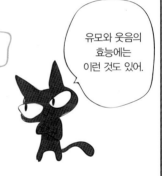

유모와 웃음의 효능에는 이런 것도 있어.

◎ 심장병 예방이 된다

◎ 두통, 불안, 류머티즘성관절염 통증을 억제한다

◎ 편두통, 협심증, 설사, 거식증 등 심신증에도 높은 효과

대단하다!!

심신증에도 높은 효과를 기대할 수 있네!

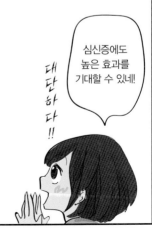

이다.

미국 스탠포드 대학 정신과의 윌리엄 프라이 교수는 유머와 웃음을 치료와 질병 예방에 적극적으로 도입했다. 프라이 교수는 20초간 크게 웃으면 맥박수가 2배가 되고, 3분에서 5분간 지속되어 심장병 예방에 도움이 된다고 했다. 또 '하루에 100회 크게 웃으면, 10분간 보트를 젓는 것과 똑같은 심장운동효과가 있다'고 말했다.

더욱이 크게 웃는 운동량은 에어로빅과 비슷하다. 이것은 겉으로 드러난 신체의 표면적인 움직임일 뿐이다.

한편, 보이지 않는 신체의 내부에서는 심장과 폐 활동이 활발해진다. 심장이 활발해지면 맥박수와 혈압이 올라간다. 폐가 활발해지면 횡격막이 위아래로 크게 움직여 심호흡을 하게 된다. 몸속의 산소 농도가 낮은 공기를 토해내고, 산소 농도가 높은 신선한 외부의 공기를 흡입하는 것이다.

횡격막의 상하운동과 복부 압박으로 내장이 자극을 받음으로써 연동운동(蠕動運動)이 활발해지고, 혈액순환이 좋아진다. 혈액순환이 원활해지면, 전신이 따뜻해진다. 이때 뇌 속에서는 진정화물질인 엔도르핀과 쾌감물질인 도파민이 방출된다. 웃으면 뇌 속의 과잉된 흥분이 진정되고, 쾌감이 생겨난다. 그 결과 심신이 모두 느긋하게 이완된다.

또 웃음은 기분전환효과로 스트레스를 완화시켜 줄 뿐만 아니라, 심장병, 두통, 불안, 류머티즘성관절염 통증 등도 억제하는 효과가 있다. 편두통, 협심증, 설사, 거식증 등은 스트레스가 원인이 되어 발생하는 심신증(心身症)으로 여겨져 심리치료내과(心理治療內科)를 찾는 환자가 급증하고 있다. 스트레스를 해소하는 웃음은 심신증에도 높은 효과를 기대할 수 있다.

🐾 유머와 웃음이 스트레스 호르몬 방출을 억제한다

유머와 웃음의 세 번째 효능은 스트레스 호르몬 방출을 억제한다는 점이다. 스트레스를 받으면, 신체는 몸을 보호하려고 스트레스 호르몬을 방출한다. 비록 신체에 물리적인 위협이 없는데도 그런 위협이 있는 것처럼 반응한다.

여러분이 매일 스트레스를 받고 있다면, 물리적인 위협에 대비하는 태도가 여러분의 건강에 위협을 가하게 된다. 따라서 <u>혈액 속의 스트레스 호르몬 농도를 낮추는 것은 건강에 위협을 낮추는 것이 된다.</u>

이제까지 연구를 검토한 결과, 코믹한 비디오를 보면서 웃으면 코티졸, 노르아드레날린, 아드레날린 등 호르몬 수치가 내려간다는 사실이 확인되었다.

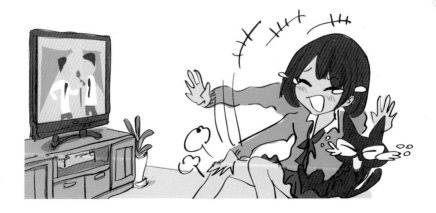

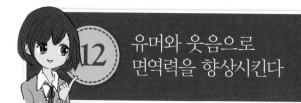

12 유머와 웃음으로 면역력을 향상시킨다

유머와 웃음의 네 번째 효능은 <u>스트레스로 약해진 면역계통의 역할을 향상시킨다.</u> 스트레스가 면역능력을 떨어뜨린다는 것은 이전부터 알았지만, 유머와 웃음이 면역력에 끼치는 영향을 연구하기 시작한 것은 1980년대 중반부터다.

이 분야에서 가장 앞서가는 로마린다 대학의 리 버크 교수의 연구성과를 소개하고자 한다. 버크 교수팀은 유머와 웃음이 면역계통에 미치는 효과를 건강한 남성들을 대상으로 조사했다.

실험방법은 코믹한 비디오를 1시간 동안 감상하게 한 후 감상 전후로 남성들의 혈액을 채취하여 면역세포, 면역글로불린(항체), 면역계통에 작용하는 특별 단백질인 보체(補體), 사이토카인 활성을 측정했다.

이 실험 대상자들은 평균연령이 27세인 건강한 의과대학의 남학생 52명이다. 대상자를 남성으로 한정한 이유는 여성은 생리 사이클 때문에 면역력에 변화가 생기기 때문이다.

그들은 일상생활 속에서 처방약도 일반약도 복용하지 않고, 알코올도 마시지 않는다. 실험 당일에는 운동도 섹스도 금지되었다. 또 실험 대상자는 1시간 동안 코믹한 비디오를 감상한다. 그동안 비교 대상이 되는 대조군(對照群)은 쾌적한 의자에 앉아 테이블에 놓여 있는 잡지를 읽으며 시간을 보냈다.

결과는 이렇다. 비디오 감상 후 NK(내추럴킬러)세포 활성화는 감상 전에 비해 58퍼센트 상승했다. NK세포는 신체에서 자연 발생하는 암세포를 발견하여 죽이는 역할을 한다. 우리에게는 수호신인 셈이다.

면역글로불린(Ig)에는 IgA, IgM, IgG 등이 있다. 바이러스에 대한 상기도감염

(上氣道感染)을 예방하는 것이 IgA의 주된 역할이지만, 이 양은 비디오 감상 후에 14퍼센트 증가했다. 그러므로 웃음은 감기와 독감을 예방하는 데 효과가 있음에 틀림없다.

바이러스 감염과 싸우는 주역은 세포성면역(細胞性免疫)이다. 이것이 활동을 개시한 직후에 생산되는 것이 IgM이다. IgM은 20퍼센트 상승했다.

면역글로불린 중에서 신체에 가장 많이 존재하는 것이 IgG로, 면역력을 장기간에 걸쳐 유지한다. 어떤 특정한 질병에서 면역력을 획득하려고 백신을 섭취할 때, IgG는 면역력이 제대로 획득되었다는 것을 보여 주는 지표가 된다. 이 양은 21퍼센트 상승했다. 또 항원과 독소를 포착하여 무독화(無毒化)하는 보체는 67퍼센트나 상승했다. 사이토카인 활성에서는 암세포를 격퇴하는 감마인터페론이 코믹한 비디오 감상 전보다 125퍼센트 증가했다.

이 실험에서 알게 된 사실은 코믹한 비디오를 감상함으로써 면역계통의 역할이 현저하게 향상된 점, 더욱이 이 효과는 비디오 감상 후에도 12시간 이상이나 지속되었다는 점이다.

유머와 웃음이 면역계통에 미치는 효과

	비디오 감상 전	비디오 감상 후	증가율(%)
NK세포 활성	24	38	58
면역글로불린(항체)			
IgA	1.75	2.0	14
IgM	0.75	0.9	20
IgG	9.5	11.50	21
보체	0.75	1.25	67
감마인터페론	0.4	0.9	125

주 : 실험 대상자는 평균연령 27세 남성들. 감상한 것은 1시간용 코믹 비디오
　　단위는 NK세포 활성(%), 면역글로불린(mg/dl), 보체(mg/dl), 감마인터페론(IU/ml)
출처 : L Berk et al, Altermative Therapies, 7.62 (2001)

버크 교수는 이렇게 언급했다. "큰 소리로 웃는 웃음의 긍정적인 효과는 스트레스와 신경내분비물질 방출을 낮출 뿐만 아니라, 질병과 싸우는 데 없어서는 안 되는 NK세포를 증가시킨다."

🐾 만담(漫談)으로 NK세포 활성이 향상되다

일본에서도 웃음이 건강에 미치는 효과를 연구하고 있다. 니시다 메디컬 클리닉의 니시다 모토히코 의사와 아이치 미즈호 대학의 오니시 교수는 웃음이 NK세포를 활성화한다고 보고했다(니시다, 웃음학 연구, No8, 2001).

실험 대상자는 니시다 메디컬 클리닉 주최의 '웃음건강강좌'에 참여한 사람 중에서 희망자 27명을 선발했다. 실험 대상자에게 만담을 1시간 50분 동안 들려준 후 실험 대상자가 만담을 듣기 30분 전과 30분 후의 NK세포 활성화를 검사했다.

결과는 이렇다. 실험 대상자 27명 중 18명(67퍼센트)은 웃음 체험 후에 NK세포 활성이 상승했다. 한편, 9명(33퍼센트)은 웃음 체험 후 NK세포 활성이 저하되었다. 이 9명 중 7명은 웃음 체험 전의 NK세포 활성이 높았던 사람들이며, 원래 NK세포 활성이 보통 이하인 사람으로서 웃음 체험 후에도 NK세포 활성이 저하된 사람은 2명뿐이었다.

웃음 체험 후에 NK세포 활성이 저하된 사람이 있는 이유는 무엇일까? 오카야마 현의 시바타 병원의 이타 교수도 만담을 19명의 실험 대상자에게 들려준 후 NK세포 활성을 측정했더니 14명은 활성이 향상되었지만, 5명에게서는 활성의 저하가 나타났다고 보고했다(伊丹, 심신의학, 34, 565, 1994). 이 5명은 원래 NK세포 활성이 보통 사람보다 높았다.

이타 교수의 결과는 니시다 의사와 오니시 교수의 보고와 일치한다. 즉, NK세포 활성이 저하된 소수의 사람은 웃음으로 면역력이 정상적으로 회복되었다고 이해할 수 있다는 것이다.

실험 대상자의 NK세포 활성을 측정하여

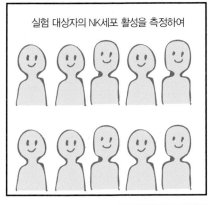

만담 장면을 관람하게 한 후

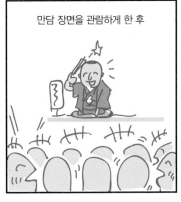

재차 NK세포 활성을 측정했더니

저~
다운되었단 ↓
무슨 뜻이야?

재미가 없었나~~?

이런 결과가
되었지.

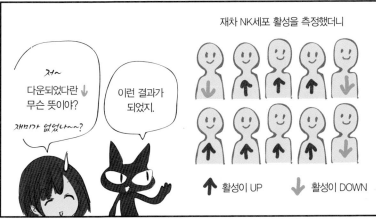

↑ 활성이 UP　　↓ 활성이 DOWN

웃음이란
굉장하구나!

균형

다운된 사람은
평소에 NK세포 활성이
약간 높았던 거야.
즉, 웃음으로써
정상 수치로
되돌아온거지.

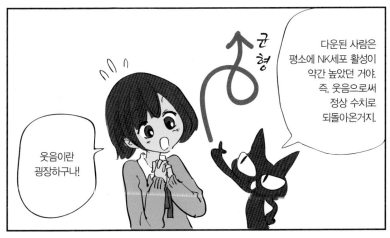

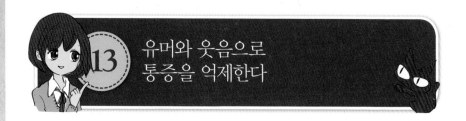

유머와 웃음으로
통증을 억제한다

미국의 유명한 희극배우 루초 마르크스는 '어릿광대는 아스피린만큼 효과가 있지만, 효능은 2배나 빠르다'고 했다. 그의 말은 정확하다. 유머와 웃음의 다섯 번째 효능은 통증을 억제한다는 점이다.

시카고에서 공과대학에 재직할 무렵 나는 저녁때가 되면 학생들, 동료들과 함께 학교의 레스토랑 겸 바에서 자주 먹고 마시곤 했다. 그곳에는 잘 웃기는 노인이 한 명 있었다. 과거 유명한 교수였던 그는 늘 커피를 마시면서 학생들과 현역 교수들과 담소를 나누고 있었는데, 적어도 10분에 한 번은 큰 소리로 웃었다.

그의 호탕한 웃음은 공과대학의 딱딱한 분위기와는 사뭇 대조적이었다. 나는 그에게 어떻게 하면 그렇게 호탕하게 웃을 수 있는지 질문했다. 나는 기분이 좋아 웃는 것은 아니라는 그의 대답에 놀랐다.

그가 웃는 이유는 두 가지였다. 첫 번째 이유는 기분을 좋게 하기 위함이었다. 아내가 먼저 사망한 후 독신생활을 하고 있는 그는 고독이 싫었던 것이다. 웃음이 기분을 좋게 한다는 점을 알고 있는 그는 기분이 좋아질 때까지 억지로라도 웃었던 것이다.

두 번째 이유는 통증을 멎게 하기 위함이었다. 관절염을 앓은 그는 통증으로 고생하고 있었는데, 큰 소리로 웃으면 통증이 완화된다는 것이다. 그는 이 사실을 우연히 발견했다. 어린 시절 즐거웠던 추억을 친구들과 이야기하면서 그는 평소보다 2배나 더 큰 소리로 웃은 적이 있었다. 그때 웃고 있으면 관절염 통증이 싹 가신다는 사실과 이 효과가 1시간이나 지속된다는 사실을 알게 되었다.

그날 있었던 일이 계기가 되어 그는 잘 웃는 사람이 되었다. 큰 소리로 웃는 웃

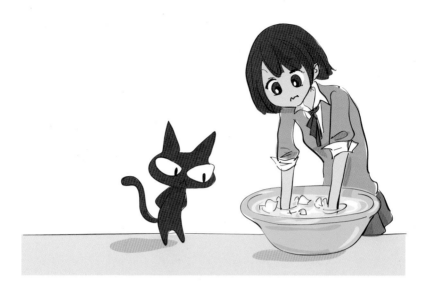

음은 통증을 완화시키고, 생활의 질을 향상시키는 수단이기도 하다.

UCLA 대학의 존슨종합암센터에서는 청소년들을 대상으로 통증에 웃음효과가 어떤 영향을 끼치는지 연구 중에 있다. 실험에서는 7~17세까지 100명의 건강한 청소년을 대상으로 코믹한 비디오를 감상하기 전, 감상 도중, 감상 후에 손을 얼음물에 담궜을 때 어떤 반응을 보이는지 측정했다.

이 연구를 지휘하던 마가렛 스토버 교수는 이렇게 결론을 내렸다. "실험 전에 웃은 청소년들은 얼음물이 별로 차갑다고 느끼지 않았다. 그들이 실험 중에 웃으면, 차가움을 더 오랜 시간 견딜 수 있었다."

더욱이 스토버 교수는 '차가움에 수반되는 통증을 그다지 느끼지 않았던 청소년들의 코티졸 수치는 통증을 강하게 느낀 청소년들에 비해 낮았다'고 말했다. 코티졸 수치는 통증을 느끼는 강도에 영향을 주는 것이다. 웃음은 신체의 통증에 대한 방어막을 높여 통증을 완화시킨다는 점을 알 수 있다.

내가 권하는 통증을 억제하는 방법은 '와~아 하하하' 하고 배꼽이 빠질 정도로 웃는 것이다. 진통제와 달리 웃음은 비용이 들지 않고, 부작용 또한 없는 특효약이다.

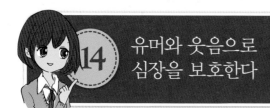

14 유머와 웃음으로 심장을 보호한다

유머와 웃음의 여섯 번째 효능은 심장을 보호한다는 점이다. 이것에 관해서는 많은 연구가 보고되었다. 캘리포니아 주 오크 하스트 심장연구소가 심장발작을 일으킨 사람들을 대상으로 조사했더니 매일 30분간 코믹한 비디오를 감상한 사람은 감상하지 않은 사람에 비해 2회째 발작을 일으킬 위험도가 20퍼센트 저하되었다. 웃음에는 심장발작을 예방하는 효과가 있다.

메릴랜드 대학의 심장예방센터의 마이클 밀러 교수의 연구를 소개한다. 밀러 교수는 300명을 대상으로 여론조사를 실시했다. 대상자는 심장마비와 심장수술을 받은 적이 있는 150명, 심장병 경험이 없는 150명 등 합계 300명이었다.

밀러 교수는 설정된 21개의 질문에 참여자가 어떻게 회답하는지에 따라 그들의 유머 감각에 등급을 매겼다. 그들이 어떤 일에 웃는지, 불쾌한 사회적 상황에 처했을 때 유머를 사용할 수 있는지 확인하는 21개의 질문으로 작성되었다.

이 질문의 답변을 분석하여 밀러 교수는 이렇게 결론을 내렸다. 심장병을 경험한 적이 없는 사람은 웃음의 횟수와 문제처리에 유머를 활용하는 빈도가 심장병 경험이 있는 사람보다 40퍼센트 높았다. 이런 사실로 보아 웃음이 심장을 보호한다는 사실이 확인되었다.

스트레스가 심장병을 발생시키는 시스템임을 이렇게 이해할 수 있다. 먼저 정신적인 스트레스가 활성산소를 발생시켜, 이것이 혈관을 보호하는 내피세포에 염증을 발생시킨다. 염증을 발견하고 매크로파지가 몰려온다. 또 활성산소는 LDL(저비중리포단백질)을 산화한다.

산화된 LDL을 매크로파지가 먹어 치우고는 포말(泡沫)세포가 된다. 이 포말세포가 동맥벽에 점점 축적되면 혈관이 좁아지고, 탄력이 저하된다. 이리하여 동맥경화가 발생하고, 혈압이 상승한다. 그리고 최종적으로는 심장마비로 쓰러진다.

심장병의 주된 원인은 스트레스다. 웃음은 스트레스를 발산시킴으로써 심장병 발생 위험도를 낮춘다.

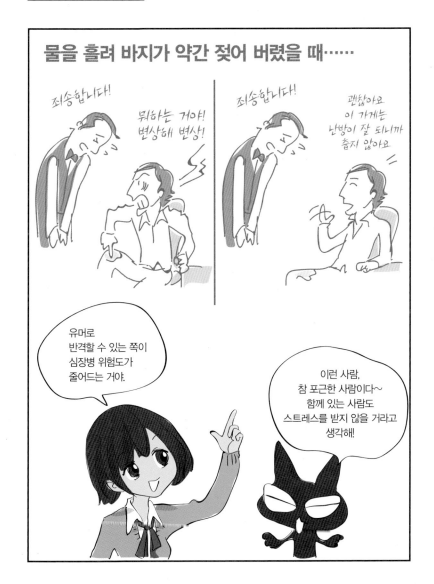

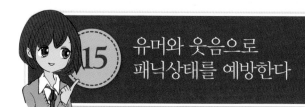

유머와 웃음의 일곱 번째 효능은 패닉상태를 예방한다는 점이다. 패닉상태는 정신이 혼란해져 어찌해야 할 바를 모르는 상태를 말한다. 중병에 걸린 사람은 패닉상태에 빠지기 쉽다. 패닉상태가 되면, 혈액 속의 아드레날린 수치가 급격히 상승하고, 혈관이 수축되고, 심장박동이 불규칙하며, 마침내 심장 근육섬유가 파열한다.

패닉상태가 되면 질병이 악화되어 더욱더 심한 패닉상태가 되므로 끊임없는 악순환에 빠지기 쉽다. 그래서 패닉상태는 미리 예방하지 않으면 안 된다. 뛰어난 예방법은 바로 유머와 웃음이다.

자연치유력을 향상시키는 비결은 환자가 살아야겠다는 의지력을 갖는 것이다. 이 살아야겠다는 의지력을 적극적이고 긍정적인 감정이라고 바꿔 말할 수 있다.

앞서 언급한 프라이 교수는 '그때까지 어두웠던 환자의 마음을 유머와 웃음의 힘을 빌려 희망, 신앙생활, 사랑, 살아야겠다는 의지력과 목적, 자신감과 같은 긍정적인 감정으로 바꿈으로써 치유가 진행된다'고 했다.

<u>유머와 웃음으로 뇌 속에서는 엔도르핀과 도파민 등이 불안을 진정시키고, 통증을 억제하며, 긍정적인 감정을 촉발시키는 물질이 방출되어 자연치유력을 향상시키는 것이다.</u>

유머와 웃음이 있으면 기분이 좋아지고 불안감도 줄어들기 때문에 항우울증약이나 수면제 따위는 필요 없게 된다.

하버드 대학의 존 바리안트 교수는 '인간에게 있는 능력 중 유머는 정말로 아주 훌륭한 방위력이다. 판도라 상자에서 튀어나온 고뇌를 완화시켜 주는 데 유머는 가장 강력한 해독제'라고 했다.

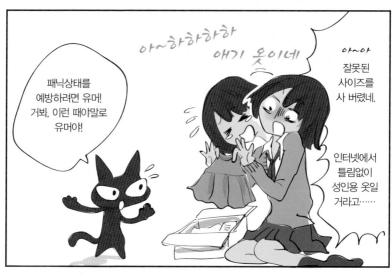

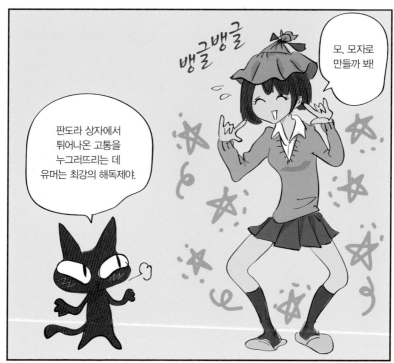

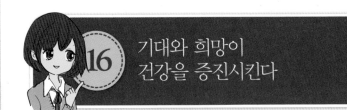

16 기대와 희망이 건강을 증진시킨다

이제까지는 웃는 일이 건강에 미치는 긍정적인 효과를 소개했다. 버크 교수는 코믹한 비디오 감상과 면역력의 관계를 언급했지만, 그 교수팀은 코믹한 비디오를 시청하는 것을 계획하는 것만으로도 좋은 결과를 얻을 수 있음도 밝혀냈다.

즉, '웃을 수 있겠구나', '재미있있겠구나' 하는 기대와 희망이 기분을 좋게 하여 아드레날린과 코티졸 등 스트레스 호르몬 방출을 억제함으로써 면역력을 향상시킨다는 것이다.

먼저 그들은 실험 대상자 10명의 평상시 긴장, 우울함, 분노, 기력, 피로, 혼란스런 기분의 정도에 등급을 매겨 이것을 기준치로 정했다.

이어서 실험 대상자가 스스로 선택한 60분짜리 코믹한 비디오를 감상하기 2일 전의 기분상태를 수치화하여 기준치와 비교했다. 그러자 우울함은 51퍼센트, 혼란스런 기분은 36퍼센트, 분노는 19퍼센트, 피로함은 15퍼센트, 긴장감은 9퍼센트 기준치보다 내려갔다.

기분의 변화는 비디오 감상 후에 더욱 명확해졌다. 우울함과 분노는 98퍼센트, 피로함은 87퍼센트, 혼란스런 기분은 75퍼센트, 긴장감은 61퍼센트 기준치와 비교해서 내려갔다. 한편, 기력은 비디오를 감상하기 2일 전에는 12퍼센트, 감상 직후에는 37퍼센트나 상승했다.

기력이 향상되면 신체에 많은 에너지가 축적되기 때문에 질병에 저항력이 향상된다.

비디오 가게에 코믹한 비디오가 들어왔다는 소식을 들었다든가, TV 프로그램에서 재미있을 법한 코미디 프로가 눈에 들어왔다든가 하는 사실만으로도 질병과 싸우는 면역력이 향상된다는 것이다. 기대와 희망을 가지면 질병에 잘 걸리지 않고, 또한 질병이 발병하더라도 회복이 빠르다는 것이다.

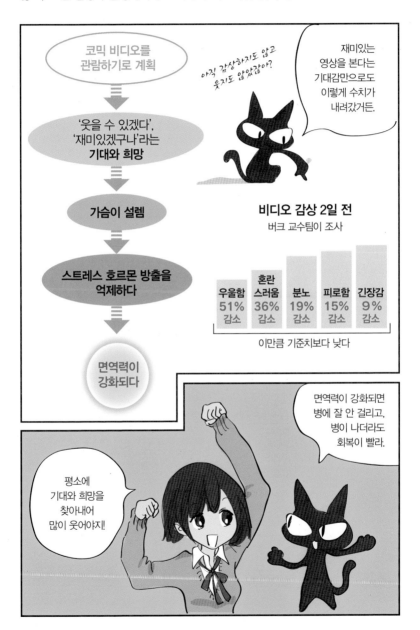

색 인

먹거리로 높이는 자연치유력

2015. 10. 12. 초 판 1쇄 발행
2019. 8. 14. 장정개정 1판 1쇄 발행

지은이 | 이쿠타 사토시
옮긴이 | 김영진
펴낸이 | 이종춘
펴낸곳 | (BM) (주)도서출판 성안당
주소 | 04032 서울시 마포구 양화로 127 첨단빌딩 3층(출판기획 R&D 센터)
     10881 경기도 파주시 문발로 112 출판문화정보산업단지(제작 및 물류)
전화 | 02) 3142-0036
     031) 950-6300
팩스 | 031) 955-0510
등록 | 1973. 2. 1. 제406-2005-000046호
출판사 홈페이지 | www.cyber.co.kr
ISBN | 978-89-315-8825-5 (13510)
정가 | 13,000원

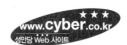

이 책을 만든 사람들
책임 | 최옥현
진행 | 정지현
교정 · 교열 | 김윤지
본문 디자인 | 상想 company
표지 디자인 | 홍수명
홍보 | 김계향
국제부 | 이선민, 조혜란, 김혜숙
마케팅 | 구본철, 차정욱, 나진호, 이동후, 강호묵
제작 | 김유석

※ 잘못된 책은 바꾸어 드립니다.